헬스케어의 재발견

현대의학의 패러다임을 바꿀 원적외선과 광물의학

헬스케어의 재발견

김희태 지음

모아북스
MOABOOKS

원적외선은 치유력과 면역력을 높인다

태양의 전자기파는 수억 년 지구상의 생명체에 에너지를 공급해 오고 있으며 태양은 지구상의 유일한 에너지원으로, 식물이 번식하고 성장하는 데 필요한 모든 영양소를 합성할 수 있는 완벽한 에너지양을 공급한다.

태양 에너지는 식물에 탄수화물, 단백질, 지방의 형태로 저장되고 광물을 비롯한 토양에는 미네랄로 저장된다. 그래서 자연 의학이라고 하면 자연이 제공하는 식물, 광물, 태양 빛 등을 신체 건강에 활용하는 것을 말한다.

우리 몸의 세포는 태양 에너지의 총합이라 할 수 있다. 우리 몸에 공급되는 포도당과 산소는 태양의 산물이며, 태양 에너지가 없다면 쓸모가 없게 된다.

태양이 내는 전자기파는 다양한 파장으로 나타나며, 이 가운데 우리 몸에 강력한 영향을 주는 것은 자외선과 적외선이다. 그중 우리 몸의 기를 화평하게 하는 가장 이로운 광선이 원적외선이다.

자연에서 태어난 우리가 자연에서 멀어지지 않으면 질병에 잘 걸리지도 않고 무병장수를 누릴 가능성이 그 어떤 경우보다 높다. 그러나 현대인은 생활방식이든 섭취 음식이든 갈수록 자연에서 멀어지면서 아픈 몸으로 오래 사는 신세가 되고 말았다. 하늘에는 태양과 달이 있고 땅에는 흙과 물이 있으며 그 중간에 인간이 있다. 세상에 유기물과 유기물이 결합되고 때로는 융합되고 따로 존재하여 그 기능을 발휘하기도 한다.

원적외선과 광물의학을 중심으로 연구해 온 필자로서는 자연의학이 인체의 생리에 필요한 세세한 물질을 보충함으로써 인체가 본래부터 지닌 치유력과 면역력을 회복하여 정상 작동하도록 하는 학문이라고 생각한다.

그리고 모두가 건강하게 오래 사는, 건강수명과 무병장수를 꿈꾸는 분들에게 조금이나마 도움이 되기를 바라는 마음에서 이 책을 펴내며 책이 나오기까지 수고하고 응원한 모든 분에게 감사한다.

유기생약학 박사 김희태

머리말

이 책의 구성과 주요 내용

이 책의 구성은 전체 6장으로 구성했으며 전반부인 1, 2장에서는 현대의학의 문제점과 자연 의학의 기능을 설명했으며 3, 4장에서는 원적외선과 생체 전기 그리고 광물의학에 관해 개괄하고 실제 응용 사례를 상세히 들었다. 끝으로 5, 6장은 체험사례와 Q&A를 실어 더 현실적으로 이해하도록 했다.

1장 **현대의학의 한계와 자연 의학의 놀라움**에서는 왜 "현대의학은 대증치료, 자연 의학은 근본 치유"인가를 설명하고 과잉 진료와 검사의 남용, 기술 중독과 AI 의사, 의료 산업 시대의 인간 소외 문제에 관하여 최근의 사례를 들어 상세히 기술했다.

2장 **내 몸의 건강은 면역력에 달렸다**에서는 먼저 "오래 사는 게 고통이 되는 유병장수의 비극"을 다뤘으며 이어 "면역의 반란, 나이를 가리지 않는 공격" 행태를 보면서 면역력을 강화하는 건강 습관을 들여야 하는 당위성을 설명했다.

3장 **새롭게 뜨는 원적외선과 생체 전기 건강법**에서는 왜 원적외선과 광물의학 그리고 생체 전기인가를 서술했다. 이어서 이러한 자연의 선물을 어떻게 가장 효과적으로 우리 건강에 적용할 것인지 풀어냈다. 끝으로, 이런 응용 사례들이 어떻게 신뢰할 수 있는 인증과 보증을 획득했는지 보여준다.

4장 **원적외선 치유의 솔루션**에서는 건강에 적신호가 오는 순간을 주의시키고 적신호를 청신호로 바꾸는 솔루션에 관련된 법칙을 들어 간명하게 서술했다.

참고로 실용적인 정보와 지식은 거의 3장에 서술했으니, 바쁘다면 우선 3장부터 읽어도 좋다.

차례

현대의학과 자연 의학은 질병의 원인을 찾는 방법에서부터 치료의 메커니즘이 확연히 다르다. 사고로 긴급 수술이 필요할 때, 심장 수술, 골수이식, 급성 전염병으로 위급한 상황일 때 등의 시간을 다투는 급성 전염성 질환이나 외상에는 현대의학의 대처 능력이 더 뛰어나지만, 생활습관이나 식습관 문제로 발생하는 자가면역질환이나 만성질환에 적용할 수 있는 자연 의학의 근본적인 치유법을 제공한다.

1장

현대의학의 한계와
자연 의학의 놀라움

01
현대의학은 대증치료, 자연 의학은 근본 치유

현대의학의 가장 큰 맹점은 병에 걸리는 원인을 몇 가지로 전제하는 것이다. 그 중에 한 가지 원인으로 세균을 지목한다. 원인을 밝히지 못하는 질병에는 증후군(신드롬 Syndrome)이라는 병명을 붙이고, 기존의 질병 유형에 맞지 않으면 신경성이라고 두루뭉술하게 넘어간다.

그래서 현대의학의 이런 결정적인 약점을 대체하고자 자연 의학이 대두되어 갈수록 놀라운 성과를 보여주고 있다. **자연 의학이라면 동양 의학으로만 여기기 쉽지만, 서양에서도 광범위하게 연구되고 있고 오늘날에는 오히려 미국을 비롯한 서양에서 자연 의학의 위상이 동양보다 높은 실정이다.**

현대의학과 자연 의학은 질병의 원인을 찾는 방법에서부터 치료의 메커니즘이 확연히 다르다. 사고로 긴급 수술이 필요할 때, 심장 수술, 골수이식, 급성전염병으로 위급한 상황일 때 등의 시간을 다투는 급성 전염성 질환이나 외상에는 현대의학의 대처 능력이 더 뛰어나지만, 생활 습관이나 식습관 문제로 발생하는 자가 면역질환이나 만성 질환에 적용할 수 있는 자연 의학의 근본적인 치유법을 제공한다.

질병과 치료는 서로 다른 개념

현대의학의 질병 개념의 바탕에는 파스퇴르의 병원균 이론이 있다. 병원균이 침입한 자리에 따라 특정 부위를 치료한다. **현대의학의 주된 특징은 질환별로 각기 원인이 다르다는 것이다. 따라서 각각의 질병에 대한 특정 원인을 발견하면 이를 제거하는 것이 치료의 핵심이다.** 우리 주변의 병원에서 흔히 만날 수 있는 의사는 세균이 질병의 주요 원인일 때의 치료법인 대증요법을 통해 질병을 치료한다. 즉 증상이 나타나는 부위 위주로 치료한다는 것이다. 그래서 내과, 외과, 비뇨기과, 안과, 이비인후과, 피부과 등으로 전문 분야를 나눈다.

대증요법을 주 치료법으로 사용하는 현대의학은 제2차 세계대전 이후 항생제의 발달, 진단과 수술 기술의 향상을 통해 급속히 발전했다.

특히 통증을 잡는 데 탁월한 효과를 나타내는 진통제를 통해 환자의 불편을 신속하게 해결함으로써 현대의학은 눈부신 성과를 자랑하게 되었다.

이와 전혀 다른 차원의 질병 개념이 있다. 질병의 원인을 병원균이 아니라 신체 내부 환경으로 보는 개념이다. 외부에서 침입한 병원균이 아니라 우리 몸의 내부 환경이 얼마나 건강한가에 초점을 맞춘다. 같은 장소에서 감기 환자와 접촉하더라도 누구는 감염되고, 누구는 감염되지 않는 일은 내 몸의 환경이 바이러스가 살기에 적합한 공간이냐, 아니냐의 문제로 결정된다는 의미다.

그래서 현대의학은 외부침입자인 박테리아가 아닌, 영양 불균형이나 스트레스 등에 의한 내부 면역력 부족으로 나타나는 질환에 대해서는 이렇다 할 치료법을 찾지 못하는 현실이다. 만성질환을 치료하려면 패러다임의 전환이 필요하다. 유전자 조작이나 합성 화학 물질 등으로 만들어진 약을 사용하는 현대의학이 만성질환을 해결하지 못하는 데는 자연의 일부인 인체를 치료하는 접근법이 자연으로부터 멀어져 있기 때문이다.

대증요법을 주 치료법으로 사용하는
현대의학은 제2차 세계대전 이후
항생제의 발달, 진단과 수술 기술의 향상을 통해
급속히 발전했다.
특히 통증을 잡는 데 탁월한 효과를
나타내는 진통제를 통해 환자의 불편을
신속하게 해결함으로써 현대의학은
눈부신 성과를 자랑하게 되었다.

규모의 확대가 해결책이 되지는 못해

현대의학이 발전할수록 상급종
합병원 및 암 센터를 비롯하여 의료센터의 규모가 점점 더 커진다. 현
대의학의 치료 패러다임이 한계에 직면했다는 것을 보여주는 증거다.

미국 상원 영양 문제 특별 위원회는 일찍이 보고서를 통해 미국인의
당면한 건강 문제의 해결책을 제시했다. 사망률이 가장 높은 심장질

환, 암, 당뇨 등 자가 면역질환은 현대의학으로 해결될 수 없음을 인식하고, 그에 대한 대책으로 식생활의 개선과 운동 등을 통한 기본적인 건강관리를 할 수 있도록 대국민 홍보를 대대적으로 실행했다.

대통령까지 나서서 백악관에 자연의학위원회를 설치하였다. 미국인의 80%가 자연 의학 전문가들에게 건강을 상담하는 미국의 현실이 반영된 정책이다. 자가 면역질환을 포함한 생활습관병의 원인은 식단과 식습관의 잘못이 가장 크다. 자연에서 멀어져 생긴 질병을 치유하는 해답 또한 병원이 아니라 자연에 있다.

자연 의학에 기대하는 것들

자연 의학에서는 식약동원(食藥同原), 즉 음식과 약은 뿌리가 같다는 개념으로 음식이 곧 약이라는 뜻이다. 그런데 그 음식이 지닌 영양소는 모두 광물에서 비롯한다. 모든 식물은 뿌리를 통해 광물에서 필요한 영양소를 흡수하기 때문이다.

그렇다면 광물이 함유한 영양소, 즉 원소는 어디서 오는 걸까? 태양에서 온다. 햇빛 에너지는 광물에 저장되었다가 뿌리를 통해 식물로 흡수되고 일부는 잎을 통한 광합성 작용으로 엽록소가 된다.

햇빛 중에서 인체에 가장 큰 영향을 미치는 광선은 원적외선이다.

그래서 자연 음식이 함유한 영양소 섭취도 중요하지만, 원적외선과 광물의학을 통한 헬스케어도 그에 못지않게 중요하다. 자연 음식이 현대의학에 대한 헬스케어의 재발견이라면, 원적외선과 광물의학은 자연 음식에 대한 헬스케어의 재발견이다. 현대의학에 대한 헬스케어의 '재발견의 재발견'인 셈이다. 우선 원적외선과 광물의학을 포함한 자연 의학의 치유 이치를 이해하는 것이 건강을 지키는 데 도움이 된다. 자연 의학은 오랜 전통으로 검증된 7가지 원칙에 따라 치유 작용을 한다.

햇빛 중에서 인체에 가장 큰 영향을 미치는 광선은
원적외선이다. 그래서 자연 음식이 함유한 영양소 섭취도
중요하지만, 원적외선과 광물의학을 통한 헬스케어도
그에 못지않게 중요하다.
자연 음식이 현대의학에 대한 헬스케어의 재발견이라면,
원적외선과 광물의학은 자연음식에 대한
헬스케어의 재발견이다.
현대의학에 대한 헬스케어의 재발견인 셈이다.

1장 현대의학의 한계와 자연 의학의 놀라움

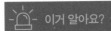 이거 알아요?

자연 의학의 7가지 치유 작용

치유 작용	구체적인 내용
1. 안전하고 효과적인 자연 요법을 이용한다.	음식이나 천연물질을 이용하는 자연 요법은 부작용이 거의 없다. 천연물질은 세포 수용체와 친화적이다. 천연물질은 세포를 살린다.
2. 신체가 지닌 자연 치유력을 이용한다.	화학 합성 약물이나 수술 등의 외부 힘이 아니라 자연 물질을 통해 내 몸이 본래 지닌 면역력을 회복한다.
3. 증상 억제가 아니라 원인을 찾아 치유한다.	증상을 억제하는 대증치료는 병의 원인을 제거하지 못해 만성질환을 낳을 뿐이다.
4. 발병하기 전에 예방에 힘쓴다.	질병을 미리 이겨내는 힘을 기른다. 외부의 힘을 빌리지 않고 내 몸 안에 이미 지닌 자연치유력을 회복하고 강화하는 것이다.
5. 심신의 균형을 추구한다.	자율신경의 균형유지를 통해 조화로운 건강상태를 유지하는 데는 자연 의학이 필요하다.
6. 몸을 분리체가 아니라 유기체로 본다.	신체 각 기관을 분리해 보지 않고, 하나의 유기체로 보고 치유한다. 인체는 기계부품처럼 따로 떼어낼 수 없다.
7. 약과 영양소의 섭취 방법을 구분한다.	약은 독성이 있어 섭취량을 엄격히 제한하지만, 자연의 영양 성분은 필요한 양을 충분히 섭취해야 효과를 볼 수 있다.

자연 상태의 신체 회복이 먼저다

건강을 지키기 위해서는 필수 지방산, 필수 아미노산, 미네랄, 비타민 등 40가지 이상의 필수영양소를 공급받아야 하는데, 가공식품 등 영양이 불균형한 식습관으로 영양소가 부족하게 되면 생명의 사슬이 망가지고 나아가 건강상태가 나빠져 질병을 부를 수 있다.

이처럼 질병은 부족한 영양소에 의해 발병한다. 외부침입자인 박테리아나 바이러스, 중금속, 화학 물질이 원인이 아니라 이를 처리하는 세포의 능력, 즉 몸의 환경에 달려 있다. 영양소가 부족하여 세포가 이를 제대로 처리하지 못하면 병이 되고, 이런 이물질들을 세포가 제대로 처리하면 병에 걸리지 않게 되니 자연에서 오는 영양소가 중요한 이유다. 적절한 운동은 이물질 처리 활동을 촉진하는 보조 수단이다.

서양의학은 자각 증상이 나타나고 검사에서도 이상이 발견되는 질병을 사후 치료하는 데 치료의 초점이 맞춰져 있다면, 자연 의학은 미병 상태부터 예방 차원에서 몸을 치유한다는 점이 다르다. 미병이란 환자가 느끼는 불편한 증상은 있지만, 검사에서는 이상이 없는 상태를 말한다. 세포의 에너지 파동이 교란되어 다른 세포의 에너지 파동 혹은 외부 분자의 에너지 파동과 공명할 수 없어 세포의 기능 이상이

1장 현대의학의 한계와 자연 의학의 놀라움

생기는데, 이를 미병이라고 한다.

　이런 미병 상태에서는 에너지 파동의 교란에 따라 환자는 불편한 증상을 호소하는데 전체 구조에는 아직 변화가 없으므로 병원에서 종합 검사를 해도 뚜렷하게 질병이 나타나지 않는 것이다. 이 미병 상태가 지속되면 구조의 변화가 생기는데, 이때가 되어서야 질병으로 판명된다. 현대의학에는 난치병이 있는데, 현재의 의학으로는 잘 낫지 않는다고 해서 지정된 병이다. **질병 치료와 건강관리의 대상은 우리 몸이다. 질병이 오기를 기다릴 게 아니라 우리 몸을 자연상태로 회복하여 아예 병이 오는 것을 막는 예방이 최선이다.**

면역력 강화가 자가 치유력을 높인다

　　　　　　　　　　　　　　앞서 서술했듯이 질병 치료 방법은 크게 두 가지로 나뉜다. 하나는 흔히 접하는 약이나 수술로 외부침입자를 제거하는 방법이다. 현대의학 관점의 치료법이다. 또 하나는 영양 공급을 통해 몸을 구성하는 세포의 기능을 정상화하는 방법이다. 특히 면역세포의 기능을 강화해 면역세포가 이물질을 제거하게 하는 방법이다. 히포크라테스가 말한 내 몸속의 100명의 의사가 바로 이 면역세포다. 면역력을 높여 주면 우리 몸은 스스로 치유 활동을 하게 된다.

우리 몸의 기관은 수백 개의 조직으로 구성되었으며, 조직은 수백억 개의 세포로 이뤄졌다. 소화기계, 내분비계, 림프계, 심혈관계, 생식 기계, 골격근계 등의 기관을 이루는 모든 기본단위는 세포(셀 Sell)다. 따라서 필요한 영양소 공급을 통해 세포의 구조와 기능을 잘 관리해 각각의 조직이 제 기능을 발휘하도록 하면 질병에 걸리지 않는다. 이 것이 건강관리의 핵심이다.

질병에 걸렸을 때도 세포를 살리는 것이 치유의 핵심이다. 고장 난 세포를 살리는 것이 치유다. 세포를 살리는 것은 영양물질과 에너지 이다. 그래서 세포는 약으로는 살릴 수 없다. 약은 단지 증상을 완화 해 주는 것이다. 박테리아에 오염되거나 바이러스에 감염된 세포에 처방 약을 투여하여 박테리아나 바이러스를 죽이더라도 손상된 세포 자체의 구조나 기능이 복원되지는 않는다. 필요한 영양물질과 필요 한 에너지가 공급되었을 때라야 가능하다.

모든 질병은 염증에서 시작된다. 그러면 염증이 나쁘다고 생각하게 된다. 그런데 염증의 본래 목적은 세포 속의 이물질, 즉 중금속, 화학 물질, 약 성분, 바이러스 등을 몸 밖으로 내보내기 위한 적극적 활동이 다. 이 활동에는 에너지가 필요하다. 이러한 이물질이나 노폐물들을 몸 밖으로 내보내기 위해 면역작용을 하는 비만세포에서 히스타민을 분비해 모세혈관을 확장한다. 모세혈관을 확장하여 면역세포를 불러

모으면서 에너지 생산과 조직 재생에 필요한 영양물질과 산소를 집중적으로 배치한다. 이때 가려움 부종, 발적, 발열, 통증, 괴사 등이 나타난다. 이렇게 해 순조롭게 이물질이 청소되면 염증 작용은 사라진다. 여기까지는 좋은 염증 작용이다. 그런데 처리해야 할 이물질이 면역세포가 감당할 능력보다 더 많거나 에너지가 부족하고 면역세포의 수가 부족하게 되면, 염증은 사라지지 않고 계속되어 만성 염증으로 진행된다. 장기간 계속되는 만성 염증은 질병으로 이환되기 때문에 질병은 염증에서 시작된다고 말하는 것인데, 정확히 말하면 염증이 원인이 아니라 염증을 일으키는 원인 물질인 중금속, 화학 물질, 대사산물인 활성산소 등의 이물질이 원인이다. 더 근본 원인은 이들 이물질을 처리하는 면역 능력이다.

질병에 걸렸을 때도 세포를 살리는 것이 치유의 핵심이다. 고장 난 세포를 살리는 것이 치유다.
세포를 살리는 것은 영양물질과 에너지이다. 그래서
세포는 약으로는 살릴 수 없다. 약은 단지 증상을
완화해 주는 것이다. 박테리아에 오염되거나

바이러스에 감염된 세포에 처방 약을 투여하여 박테리아나 바이러스를 죽이더라도 손상된 세포 자체의 구조나 기능이 복원되지는 않는다. 필요한 영양물질과 필요한 에너지가 공급되었을 때라야 가능하다.

건강은 건강할 때 관리해야 한다

질병 치료는 현대의학적 치료법을 말하는 것으로, 약물이나 수술 등 외부의 힘을 이용하여 몸속의 이상 증상을 제거하는 것이다. 사후처리 방법이다. 이에 반해 질병에 걸리지 않도록 몸이 가진 자연치유력을 유지하고 향상하는 방법이 건강관리로, 선제적 예방 조치다.

건강관리의 핵심은 균형 잡힌 영양소 보충을 통해 몸이 필요로 하는 영양을 공급하는 일이다. 외부로부터 필요한 영양을 공급받아야 생명 활동을 할 수 있도록 만들어진 종속 영양 생물이 사람이다. 영양소를 스스로 만들 수 없으므로 외부에서 영양을 제대로 공급받는 일이 건강관리의 기본이자 핵심이다.

유전자의 변화 없이 무엇을 먹느냐에 따라 유전자의 작동 스위치가 켜지기도 하고 꺼지기도 한다고 밝혀진 이론이 후성유전학이다. 질병을 결정하는 요인이 유전자와 생활습관과 영양소라는 사실을 생각하면 자연 음식 섭취뿐 아니라 원적외선과 광물을 통한 일상생활 속에서 건강을 챙기는 깊은 관심을 기울일 필요가 있다.

건강관리는 영양 요법이다. 어떤 자연 요법으로 어떤 영양을 보충하느냐가 신체의 건강을 결정한다. 건강은 건강할 때 스스로 관리해야 한다. 약물은 건강을 해칠지언정 건강을 증진하지는 못한다. 건강관리에는 약물이 필요하지 않다.

현대의학의 대중요법은 약물을 사용해 검사 수치를 정상화하는 것이 공식이다. 약물을 복용하면 검사 수치는 빠르게 정상화된다. 그래서 검사 결과가 좋아지면 병이 완치되었다고 착각한다. 건강검진에서 대사증후군 판정을 받으면 대개 약물로 손쉽게 해결하려 든다. 대사증후군의 진짜 원인은 식습관과 생활습관, 즉 영양 불균형과 운동 부족 때문이다. 약물을 복용하기 전에 먼저 영양의 균형을 이루고 운동을 해야 한다. 그런데 이 원인은 해결할 생각을 하지 않고 쉽게 약물을 복용한다. 병원 처방 약물은 대부분 몸에 해롭다. 자율신경을 긴장시켜 장기적으로 자연치유력을 떨어뜨린다.

일시적으로 약물을 복용하고 수치가 정상화되면 약물을 끊고 생활

습관을 바꾸어 건강을 관리하는 것이 옳은 방법이다.

자연 의학으로 열병과 한병을 구분하여 치유

"열기(熱氣)로 생긴 병
에는 열을 덜어내고, 한기(寒氣)로 생긴 병은 열을 보충하면 낫는다."
동양 의서에서는 증상의 성질에 따라 치료법을 달리하라고 이른다.
질병의 원인인 염증에도 두 가지가 있다. 상처 등으로 인해 세균에 감
염되어 열나고 붓는 화농성 염증과 알레르기 비염에 걸렸을 때와 같
이 가렵고 붓거나 맑은 콧물을 흘리는 카타르성 염증이다.

가렵고 열나고 붓고 누런 고름이 나는 화농성 염증은 현대의학에서
주로 쓰는 항생제로 치료가 잘 된다. 그런데 차가운 카타르성 염증인
알레르기 비염이나 아토피 피부염은 항생제로는 효과를 보기 어렵다.
스테로이드제를 사용하면 일시적으로 증상은 가라앉을 수 있지만, 계
속 사용하면 오히려 크게 악화한다. 현대의학의 항생제가 알레르기
질환에 효과를 보지 못하는 것은 음양의 차이에서 오는 염증의 종류
가 다르기 때문이다.

외부침입자인 세균에 의한 질병은 항생제 등으로 증상을 가라앉히
는 치료법이 효과적이지만, 내부 독소나 노폐물에 의한 저체온으로

생기는 차가운 염증성 질환은 미네랄 비타민 등의 영양소 공급을 통해 기능을 회복해 몸을 따뜻하게 만드는 치유를 해야 한다. 원적외선을 통한 치유가 대표적이다. 마찬가지로 열성인 급성감염성 질병은 약품으로 치료하는 것이 불편한 증상을 빠르게 가라앉히는 데는 효과적이지만, 장기적으로는 만성화되는 문제를 피할 수 없다.

그 반면에 비감염성 만성 퇴행성 질환은 그 성질이 감염성 질병과는 다르므로 약품 치료법이 아니라 영양소를 공급하는 등의 보충적 방법으로 세포의 기능을 살리는 치유를 해야 한다. 이처럼 열성 질환과 한성 질환은 그 치료법이 달라야 효과를 볼 수 있다.

현대의학이 제공하는 건강 지식이 왜곡된 이유는

많은 건강 관련 연구 결과가 서로 달라 소비자에게 혼란을 초래하는 이유는 연구 결과가 진실보다는 거짓에 가까운 경우가 많기 때문이다. 우리는 대개 건강에 관한 이론이나 영양섭취 문제에 관한 연구 결과를 상당히 신뢰한다. 하지만 대부분의 연구 결과는 왜곡이 심하다. 가장 큰 이유는, 연구비 지급 주체가 요구하는 유리한 결론에 맞춰야 하기 때문이다. 커피 논쟁, 우유 논쟁, MSG 논쟁, 화학 식품첨가물 논쟁, 고혈압약 논쟁, 당뇨약 논쟁 등이 대표적이다.

　관련 기업이나 기관에서 연구비를 지급하는 경우 외에도 표본 크기가 지나치게 작을 때, 치료 효과가 낮을 때, 많은 관심이 쏠려 여론에 지대한 영향을 미칠 때, 여러 연구팀이 경쟁할 때, 실험의 설계나 연구 방법의 엄격성이 완화되었을 경우 연구 결과는 거짓에 가까워지기 쉽다. 그밖에도 아직 현대과학으로 밝혀지지 않은 문제로 인한 한계 때문에 연구 결과의 해석이 오류일 가능성도 있다. 그래서 우리는 일정 수준의 건강과 관련된 광범위한 지식을 공부해 스스로 건강관리를 해야 할 필요성이 점점 늘어가고 있다.

여러 연구팀이 경쟁할 때, 실험의 설계나 연구 방법의
엄격성이 완화될 때 연구 결과는 거짓에 가까워지기 쉽다.
그밖에도 아직 현대과학으로 밝혀지지 않은 문제로 인한
한계 때문에 연구 결과의 해석이 오류일 가능성도 있다.
그래서 우리는 일정 수준의 건강과 관련된 광범위한 지식을
공부해 스스로 건강관리를 해야 할 필요성이
점점 늘어가고 있다.

과잉진료와
검사의 남용

과잉진료의 동기

환자에 대해 필요 이상의 검사나 치료 또는 약물 처방이 과잉진료이다. 이는 의료 자원을 낭비할뿐더러 환자에게 불편을 주고, 심지어는 병을 악화시킬 수도 있다. 이런 과잉진료는 대체로 4가지 동기로 초래된다.

첫째는 경제적 동기다. 일부 의료기관이나 의사들이 경제적 이익을 위해 과잉진료를 할 수 있다. 의료 서비스가 환자의 적정한 필요보다는 병원의 재정을 우선 고려하는 방향으로 나갈 때 벌어지는 일이다.

둘째는 불확실성 회피의 동기다. 질병 진단의 정확성을 최대로 높임으로써 불확실성을 피하려는 의사들이 과잉검사나 치료를 시행할 수 있다. 물론 이는 환자의 건강을 지키려는 의도에서 비롯될 수도 있지만, 결국 불필요한 진료로 이어지기 쉽다.

셋째는 환자의 기대에 따른 동기다. 일부 환자는 더 많은 검사를 원하거나 더욱 적극적인 치료를 요구할 수 있다. 이를 만족시키기 위해 의사들이 과잉진료를 할 수도 있다.

넷째는 방어적 진료에 따른 동기다. 법적 책임을 회피하기 위해 과도한 검사를 시행하는 경우로, 의사들이 혹시라도 발생할 법적 소송을 우려해 필요 이상의 진료를 제공할 때 생긴다.

특히 첫 번째의 경제적 동기는 갈수록 강화되고 있다. 물론 자본주의 사회에서 의료기관도 영리를 목적으로 하는 기업이지만, 관행이라는 이름으로 행해지는 부당한 이익의 편취는 어떤 이유로든 합리화될 수 없다.

비영리기관인 의료기관도 기업처럼 수익의 극대화를 목표로 삼아 운영되는 곳이다. 영리 목적을 가진 점에서 보면 일반 기업과 별다를 게 없다. 일부 의사들이 제약회사로부터 뒷돈을 받는 것을 당연시하는 현실을 보면 의료기관도 자본주의 체제에 포획된 것을 알 수 있다.

동네 작은 의원에서부터 대형 대학병원에 이르기까지 의료 상업주의는 의료계 전반에 만연해 있다. 특히 대학병원을 예로 들면 담당 교수나 과장의 능력은 해당 진료과의 총수입으로 결정되고, 연봉이나 성과급도 연동된다. 그러다 보니 환자들에게 비싼 검사를 필요 이상으로 권유하게 되고, 과잉진료의 유혹을 떨치지 못한다.

과대 포장된 현대의학

오늘날 현대의료체계 내의 의사들이 실제로 고칠 수 있는 질병은 전체의 20%에 불과하며, 나머지 80%는 의료비만 낭비되고 있다는 주장이 정당한 이유나 근거가 없지만은 않다.

미국의 소아과 전문의 로버트 멘델스 박사는 현대의학은 사고로 인한 부상이나 응급 상황을 중심으로 이용되는 것이 마땅한데, 이는 전체 의료의 5%에 불과할 것으로 추정한다.

미국에서는 과잉진료와 치료로 사망하는 환자가 암으로 사망하는 환자보다 더 많다는 통계가 있다. 과잉치료로 인해 면역력을 떨어뜨리고 약물 부작용을 일으켜 없던 병을 만들고 있는 병을 더 키우는 일이 허다하다. 성급하고 공격적인 수술로 심각한 부작용과 후유증을 남기기도 하는데, 심지어는 사망에 이른다는 것이다. 의료 파업 기간에 사망률이 감소한다는 보고서가 이런 가공할 현실을 뒷받침 한다.

좀 오래된 일이긴 하지만, 콜롬비아의 수도 보고타에서 의사들이 50여 일간 파업하는 사이 응급 치료 외에는 일체의 의료를 멈췄다. 그런데 그 기간에 환자 사망률이 35%나 격감한 것으로 알려졌다.

미국의 로스앤젤레스에서 벌어진 의료 파업 기간에도 사망률이 18% 감소했으며, 이스라엘에서는 파업 기간에 사망률이 절반으로 줄었지만, 파업이 끝나자 다시 사망률은 이전 수준으로 돌아갔다는 보도를 보더라도 과잉진료로 인한 부작용이 만연해 있음을 알 수 있다.

의사들은 이와 같은 과잉진료의 부작용이 전적으로 자기들만의 책임이 아니라 환자들이 신속한 효과를 보기 위해 더 강하고 많은 약을 요구하고 주사제를 선호하기 때문에 벌어지는 일이므로 환자의 책임이 더 크다는 항변이다. 설령 그렇더라도 의료기관이 수익 극대화 우선 경영 원칙을 포기하지 않는 한 의사들이 과잉진료는 피할 수 없는 위협으로 남게 될 것이다.

의사들은 이와 같은 과잉진료의 부작용이
전적으로 자기들만의 책임이 아니라 환자들이
신속한 효과를 보기 위해 더 강하고 많은 약을 요구하고

주사제를 선호하기 때문에 벌어지는 일이므로
환자의 책임이 더 크다는 항변이다.
설령 그렇더라도 의료기관이 수익 극대화
우선 경영 원칙을 포기하지 않는 한 의사들이
과잉진료는 피할 수 없는 위협으로 남게 될 것이다.

과잉진료와 윤리적 책임

의사는 사람의 신체와 생명을 다루는 직업이므로 특히 윤리적 책임이 막중하다. 순간의 오진이나 오판으로 치료 시기를 놓치거나 멀쩡한 사람을 중환자로 만들 수도 있기 때문이다. 그래서 의사와 환자 사이에는 다음과 같은 관계가 설정되어야 한다.

첫째는 환자 중심 진료다. 의사가 환자의 건강과 권리 그리고 복지를 최우선으로 고려할 때에야 과잉진료를 회피하고 필요한 만큼의 진료를 제공할 수 있다. 의사는 환자에게 과도한 검사나 치료를 권하지 않고, 적정하고도 필요한 수준에서 진료를 제공해야 한다.

둘째는 **정보의 제공과 동의**다. 의사는 환자에게 가능한 모든 정보를 투명하게 제공하고, 치료 사항에 대해 환자가 알아듣도록 충분히 설명해야 한다. 환자는 자신의 건강 상태와 치료 방법 등에 대해 충분히 이해한 후에 의사결정을 내릴 수 있어야 한다.

셋째는 **자기 이익 회피**다. 의사가 경제적 이익을 목적으로 과잉진료를 하는 것은 의사의 윤리적 책임을 저버리는 행위다. 의사는 그 어떤 것보다도 환자의 건강을 최우선으로 다뤄야 한다.

넷째는 **지속적인 학습과 평가**다. 의사는 최신 의학 정보를 지속하여 학습하고, 과잉진료로 이어지지 않도록 계속 평가해야 한다.

이상은 환자에 대한 의사의 윤리적 책임을 말한 것이라면, 과잉진료에 대한 정부 당국의 대응책도 필요하다.

첫째는 **정책상의 규제가 필요**하다. 의료 과잉진료를 방지하기 위한 정책상의 규제와 투명한 의료 시스템이 필요하다. 보험수가 심사의 강화나 과잉진료에 대한 처벌 강화 등을 포함한다.

둘째는 의사와 환자의 교육이다. 환자와 의사 모두가 과잉진료의 위험성과 올바른 진료의 중요성에 대한 교육을 받아야 한다. 이를 통해 환자들도 자신의 권리를 인식하고, 과도한 진료에 대해 질문하고 거부할 수 있는 능력을 기르게 된다.

셋째는 의료윤리의 강화다. 의료윤리에 대한 교육과 훈련을 통해 의사들이 윤리적으로 올바른 진료를 제공하도록 유도하는 것이 중요하다. 게다가 윤리적 의사결정을 돕기 위한 기준 제공도 도움이 될 수 있다. 과잉진료는 환자에게 불필요한 부담을 주고, 의료 시스템의 효율성을 저해한다. 따라서 의사들은 윤리적 책임을 다해 환자 중심 진료를 제공해야 하며, 보건당국은 건강보험수가를 현실적으로 반영하는 급여정책의 시행으로 형평성 있고 공정한 의료서비스를 제공하여 서비스 제공자(의료 기관)와 수요자(환자)가 동시에 충족되는 의료 시스템을 지원하기 위한 구조 개선이 필요하다.

기술 중독과
AI 의사 ·

의료기술과 식품 가공기술

산업혁명으로 생산에 투여되는 노동시간의 증가로 음식을 조리하는 시간이 줄어들면서 가공식품 산업이 급속히 팽창했다. 가공식품이 범람할수록 자연으로부터 멀어져 엔트로피를 증가시키고 질병을 만연시키는 최악의 상태로 빠져든다.

과학의 발전과 가공식품 산업의 번창이 건강을 악화시킨 결과, 만성질환이 보편화되고 일반화된 현실이 되었다. 과학의 발전은 백신을 개발하고 항생제를 만들어 박테리아, 바이러스가 원인인 전염성 질병의 퇴치에는 크게 이바지했지만, 만성질환에는 거의 도움이 되지 못한다. 식용유는 핵산을 첨가해 화학적으로 뽑아낸다. 산소흡착능력을 상실한 가공 식용유로 우리 몸은 산소 부족으로 허덕인다. 질소 고정 기술의 발명으로 시작된 질소비료 농법은 영양결핍 채소를 양산한다. 또한 논밭에는 퇴비를 넣지 않아 미네랄 고갈로 산성화되어 미생물이 부족한 땅에서 채소가 제대로 건강하게 자랄 수 없게 된다. 그래서 농약과 화학비료에 의지해 채소를 재배하는 농사가 농업의 현실이다.

진딧물 등 농작물을 해치는 벌레들이 극성을 부리는 이유는 농작물이 영양결핍으로 항산화력이 떨어졌기 때문이다. 벌레들이 먹기 좋은 상태로 자라서 벌레가 늘어난다. 벌레가 많아서 농약을 하는 것이 아니라, 농작물 채소 등이 영양결핍으로 벌레가 공격하기 좋은 상태가 되어 질과 양적인 측면에서 매우 부족한 상태가 되니 농약을 들이붓는다.

비료 사용과 미네랄이 부족한 땅에서 자란 농작물 채소 등은 농약에 의지하지 않고는 수확할 수 없게 되었다. 이렇게 수확된 채소는 쉽게 물러져 녹는 현상이 나타난다. 영양결핍 때문이다. 이런 채소를 먹어 우리 몸이 필요로 하는 영양소를 섭취하려면 엄청난 양을 먹어야 한다.

종자 개량 기술은 밀의 글루텐 함량 증가와 과일의 당도 증가로 나타난다. 이는 유전자에 불리한 변화다. 여기에 더해 가공기술의 발달은 몸에 더욱 부담을 주는 방향으로 진행된다. 종자 개량으로 식량 공급 증가와 개괄적인 비용은 낮췄지만, 질병을 발생시키는 방향으로 진행되는 것이 심각한 문제다. 곡물의 품종 개량도 전분의 증가 위주로 개량되어 수확량은 늘어나면서도 미네랄 함량은 더욱 떨어진다.

밀의 종자 개량은 밀가루 음식의 쫄깃한 식감을 늘리기 위해 재래종 밀보다 글루텐 함량이 4배 이상 늘어난 밀을 만들어 냈다. 이는 소화기에 부담으로 작용하여 소화에 더 많은 에너지를 소모한다. 소화불량으로 소화기계통 질환자가 더욱 늘어난다.

과일의 종자 개량도 과일의 당도(브릭스)를 증가시키는 방향으로 개량이 이뤄지고 재배 과정에서 호르몬을 추가해 수확량을 늘리는 바람에 미네랄 함량은 갈수록 줄어든다. 여기에 더해 가공기술의 발달로 곡물과 과일에서 미네랄 대부분을 함유한 껍질을 제거해버리기 때문에 이를 섭취하면 할수록 영양 불균형은 심해지는 악순환에 빠져든다.

가공기술의 발달로 식용유, 설탕, 밀가루, 쌀을 원료로 만든 당질 위주 상품이 쏟아져 나온다. 소금도 예외가 아니다. 정제된 밀가루와 같은 것이 정제염이다. 가공식품 대부분은 원가절감과 일정한 맛을 유지하기 위해 천일염 대신 정제 소금을 쓴다. 정제염을 사용한 유기농 제품도 버젓이 팔린다.

독소 문제도 심각하다. 독소와 노폐물, 미세먼지, 농약, 제초제, 화학 식품첨가물, 비닐과 플라스틱 용기 등에서 독소가 몸속으로 스며든다. 우리 몸의 구조를 담당하는 물질이 지질과 단백질 미네랄 그리고 당질이다. 당질은 세포를 구성하는데 1% 가량 밖에 필요하지 않다.

지질의 변형과 미네랄의 결핍, 당질의 과잉섭취가 건강을 위협한다.
자연 영양소를 섭취해야 한다.

　전염성 질병 치료와 금성 질환, 외상치료 등 패러다임에 갇혀 약물
이나 수술 위주로 치료하는 현대의학은 자연 의학으로 치료의 패러다
임 대전환이 필요하다. 그리고 우리도 기존의 약물치료 위주의 건강
관리가 아니라 생활습관의 변화가 선행되는 건강관리 패러다임의 대
전환이 필요하다.

가공기술의 발달로 식용유, 설탕, 밀가루, 쌀을 원료로
만든 당질 위주 상품이 쏟아져 나온다.
소금도 예외가 아니다.
정제된 밀가루와 같은 것이 정제염이다.
가공식품 대부분은 원가절감과 일정한
맛을 유지하기 위해 천일염 대신 정제 소금을 쓴다.
정제염을 사용한 유기농 제품도 버젓이 팔린다.

AI 의사의 역할과 전망

　　의료 영역에서도 AI(인공지능)의 역할이 확대
되고 있다. AI를 접목하려는 움직임도 활발해서 구글, 마이크로소프
트 등의 글로벌 빅테크 기업은 의료 AI에서 성과를 보이면서 실제 의
료 분야로까지 적용되는 단계로 발전했다. 이러한 추세 속에서도 의
료진의 역할은 여전히 필수불가결 하다.

　　현재 AI는 주로 의료진 보조용으로 쓰인다. 특히 영상의학 분야에서
의료진의 업무 효율을 증진하고 진단의 신뢰도와 객관성을 높이는 등
활약이 돋보인다. 생체신호측정 및 분석에도 활용된다. 예를 들면 중
환자실에서 환자의 생체신호를 지속하여 측정하면서 환자에게 발생
가능한 심각한 증상을 예측해 의료진이 타이밍을 놓치지 않고 신속히
대처하도록 돕는다.

　　그리고 챗GPT로 대표되는 대형 언어모델의 AI가 방대한 의무기록
을 처리하고 분석하는 역할을 통해 질환의 패턴과 핵심 정보를 추출
함으로써 의사가 다양한 환자들의 개별 진료 기록을 효율적으로 처리
하여 적절한 치료 계획을 세울 수 있도록 돕는다. 특정 질병의 발생과
진행 예측 역시 상당한 성과를 내고 있다.

　　실제로 의사들은 AI를 활용하여 행정 부담을 줄이고 복잡한 데이터

분석 업무에서 벗어나 환자의 진단과 치료에 좀 더 집중할 수 있게 되었다. 미국의학협회(AMA) 설문 조사에 따르면 의사의 약 70%는 AI가 의료 효율성을 높이는 데 도움이 될 것이라고 응답했으며, 약 55%는 업무에 대한 부담을 덜 것이라고 기대했다. 실제 환자 치료에서는 70% 이상이 AI가 환자를 효율적으로 진단하는 데 도움이 될 것이라고 대답했다. 이런 흐름에 따라 많은 기업이 AI를 활용한 의료 솔루션을 도입하는 추세다.

AI로 인해 어떤 의료 세상이 열릴지는 아직 미지수

의료계에서 더욱 정밀한 수술을 위한 로봇 개발이 실현되는 등 AI 활용을 본격화하고 있다. 나아가 AI를 이용한 의학 데이터 분석이나 신약 개발도 활발해지고 있으며 최근에는 의사의 경험과 세심한 배려가 필요해 침범하기 어려운 영역으로 여겨졌던 진단에서도 AI가 괄목할 만한 발전을 보였다. 특히 챗GPT 같은 생성형 AI가 기초 진단은 인간 의사보다 뛰어날 수 있다는 연구 결과가 나오면서 'AI 의사'의 출현이 머지않았다고 전망한다.

네이처지는 구글이 대형 언어모델을 기반으로 한 챗봇 '에이미'를 활용하여 호흡기와 심혈관 질환 등을 진단한 결과 1차 의료 의사와 비교했을 때 정확도가 좀 더 높았다는 연구 논문을 아카이브에 게재했다고 보도했다. 이에 따르면 에이미는 의료 인터뷰에서 인간 의사와 비슷한 양의 정보를 습득했으며, 공감 능력에서는 더 높은 점수를 받은 것으로 나타났다.

연구진은 에이미를 테스트하기 위해 환자를 가장한 20명의 실험 참가자를 모집했다. 이어 실제 임상의와 챗봇이 온라인 문자를 기반으로 상담하도록 했다. 실험 참가자들은 그들이 사람과 채팅하고 있는지, AI와 채팅하고 있는지 알 수 없도록 했다. 실험 참가자들은 149개의 임상 시나리오를 기반으로 모의실험을 한 다음에 그들의 경험을 평가했다. 전문가 그룹도 인간 의사와 챗봇 에이미의 성과를 평가했다.

그 결과, 챗봇 에이미는 6개의 의학 전문 분야에서의 진단 정확도가 인간 의사와 같거나 능가하는 것으로 나타났다. 특히 환자를 정중하게 대하고 환자의 상태와 치료 상황을 설명하는 돌봄과 헌신 등 공감 능력을 표현하는 26개 기준 중 14개에서 인간 의사를 앞선 결과를 보였다. 이는 고무적인 결과이기는 하지만, 아직 챗봇이 인간 의사보다 낫다고 단정할 수는 없다. 실제 임상의들은 텍스트 기반의 대화를 통해 환자와 상호작용하는 게 익숙하지 않았을 수도 있기 때문이다.

물론 AI는 미화된 답변을 신속하게 작성할 수 있는 만큼 지치지 않고 상대방을 배려하는 듯한 문자를 생성해 낼 수 있는 이점이 있다. 수많은 환자를 마주하며 피로가 누적된 인간 의사보다 감정 없는 AI 의사가 더 정중한 태도를 보일 수 있다는 것은 충분히 수긍이 간다.의료 분야에서 AI의 우수성을 입증하는 연구가 잇따르면서 구글 등 세계적인 대기업들의 관련 시장 진출도 활발하다.

국내 기업들도 예외는 아니어서 AI를 기반으로 폐 질환과 유방암 촬영 데이터 분석 서비스를 제공하는 '루닛'이 세계시장으로 눈을 돌리고 있다. 이 회사는 미국 내 40% 이상의 유방 검진 기관 등에 진입해 있는 기업을 인수하고 본격적으로 현지 판매를 시작했다. 그 밖에도 AI 진단 보조 서비스 기업, 뇌졸중 분야 AI 솔루션을 제공하는 기업 등도 미국 진출을 위한 FDA 인허가 절차를 밟고 있다.

하지만 네이처지에 따르면, AI 의사에 대한 장밋빛 전망이 나오고 7년이 지나도록 미국의 임상현장에서 의사들이 AI를 진료에 활용하는 비율은 30%에도 미치지 못한 현실이다. AI가 환자의 전체 병력을 살피지 않고 지엽적인 증상을 확인하는 데 초점을 맞추는 점도 작용한 결과로 보인다. 의사의 의료행위를 보조하는 방식으로 임상현장에서 도입된 AI는 신속성에서는 대체로 뛰어난 능력을 보이지만 정확도 측면에서는 여전히 신뢰성을 확보하지 못한 것으로 나타나 AI 의사의 역할이 어디까지 확대될지는 아직 미지수다.

물론 AI는 미화된 답변을 신속하게 작성할
수 있는 만큼 지치지 않고 상대방을 배려하는
듯한 문자를 생성해 낼 수 있는 이점이 있다.
수많은 환자를 마주하며 피로가 누적된 인간 의사보다
감정 없는 AI 의사가 더 정중한 태도를 보일 수 있다는
것은 충분히 수긍이 간다.
의료 분야에서 AI의 우수성을 입증하는 연구가 잇따르면서
구글 등 세계적인 대기업들의 관련 시장 진출도 활발하다.

1장　현대의학의 한계와 자연 의학의 놀라움

04 의료산업 시대의 인간 소외

의료 분야도 비즈니스화 정도가 갈수록 심해져 환자가 병원의 돈벌이 수단으로 전락해가고 있다는 비판이 제기된다. 건강보험을 전적으로 민간 기업에 맡긴 미국의 의료 체계가 대표적이다. 우리나라도 일부 보수 정치 세력이 대기업과 이해관계를 함께하고 미국의 의료 체계를 도입하려는 움직임이 있어 매우 우려되는 현실이다.

"우리는 어쩌다가 아픈 몸을 시장에 맡기게 되었나?"

이런 가운데 류마티스 내과 의사인 김현아 교수는 극도의 산업화로 변화되는 의료 체계에 문제의식을 갖고 《의료 비즈니스의 시대》(돌베개, 2023)를 통해 "우리는 어쩌다가 아픈 몸을 시장에 맡기게 되었나?" 하는 질문을 던진다.

김 교수는 병원에서 환자들이 오랜 대기 끝에 의사와 대면하지만 정작 진찰 시간은 '3분'에 그치는 이유, 환자로서는 의미도 잘 알 수 없는 각종 검사 시간이 진찰 시간보다 훨씬 더 긴 이유 등 30년 넘게 의료 현장에서 목격한 뿌리 깊은 문제들을 짚어낸다.

사실 3분 진료, 검사 공화국과 같은 현상의 원인은 진찰료보다 검사료가 병원 수익에 훨씬 더 크게 기여하는 원인으로 보인다. 이런 의료 현장은 인간 소외의 문제와 연결된다. 병원뿐 아니라 산업 현장 어디서든 사람보다 돈이 먼저 계산되는 곳에서는 인간 소외가 일어나기 마련이다. 이런 환경이라면 병원 역시 의사와 환자 사이 신뢰는 무너지고, 그 자리를 과대 포장된 각종 첨단 검사와 시설이 대체하게 된다.

불필요한 검사로 인한 의료 재원의 낭비는 합리적인 정책으로 제대로 다루어지지 않고 있다. 많은 환자가 도대체 병원에 가면 검사 말고 하는 게 뭐냐는 불만을 토로한 지 오래된 사실을 고려하면 희한한 일이다. 김 교수에 따르면, 자기공명영상진단장비(MRI)와 같은 고가 검사는 여러 건 찍으면 경제적 부담이 바로 체감되기 때문에 쉽게 논란을 불러일으키지만, 건당 수가가 그다지 높지 않은 검사실 검사들은 가랑비에 옷 젖듯이 보일 듯 말 듯 의료 재정을 좀먹는다.

현대의학이 놓치고 있는 것들

현대의학은 눈부신 발전을 이뤘다지만, 우리 몸과 건강과 질병의 치료에 관해서 오류를 범하거나 간과하는 부분이 많다. 김현아 교수가 미국에서 경험한 사례도 그런 점을 여실히 보여준다.

10여 년 전 미국 학회에서 학문하는 사람이라면 누구나 한번은 경험하는 유레카를 체험한 적이 있다. 당시 발표된 내용은 미국 국립 보건원(NIH)에서 키우는 원숭이에 관한 연구 결과였는데, 부자나라답게 미국 국립보건원은 한 마리당 1억 원 정도는 들여야 데이터를 낼 수 있는 원숭이를 다수 사육하면서 다양한 연구를 했다. 이 원숭이가 천수를 다하고 사망하면 모든 연구실의 연구원들이 달려들어 자기 연구 분야에 해당하는 장기를 떼어 간다.

이렇게 해서 얻은 원숭이의 무릎 사진을 한 컷 보여주었는데 눈이 번쩍 뜨였다. 무릎 관절이 거의 남아 있지 않았다. 자연 서식지에서 원숭이의 수명이 4~5년인데 비해, 실험실에서 사육하는 원숭이는 천적으로부터 보호받고 먹이 걱정도 없어서 그보다 두세 배 정도를 더 산다. 퇴행성 관절염도 그런 것이라는 깨달음이 번뜩 들었다.

인류의 평균 수명이 석기 시대에 약 20세였던 것이 20세기 초반 40세 정도로 늘기까지 수만 년이 걸렸다. 그런데 100년도 안 되어 인류의 평균 수명은 두 배 가까이 더 늘어버렸다. 진화라는 측면에서 보면 도저히 적응할 수 없는 상황이고 직립 보행을 하는 인류의 무릎은 망가질 수밖에 없는 운명을 내재한다. 수만 년 진화의 역사를 역행해서 무릎 연골에 무슨 마술을 부려서 관절염을 고치겠다고 연구비를 신청하는 나 자신이 우스워졌다. 그리고 몇 번은 완전히 다른 연구 과제를 써서 냈다가 연거푸 미역국을 먹고, 신념은 멀고 먹고사는 건 당장인지라 할 수 없이 다시 "손상된 연골을 회복시켜"로 복귀해서 연구실을 유지할 수 있었다.

(김현아, 《의료 비즈니스의 시대》, 돌베개, 2023, pp. 75~76.)

이 밖에도 현대의학이 놓치거나 오류에 빠진 사례는 수없이 많다. 사람들 대부분은 현대의학의 첨단 의료는 근사한 것이고, 그 기술이 뛰어난 명의에게 치료받으면 건강해질 것으로 믿지만, 상당 부분은 착각이다. 의료행위의 당사자인 의사가 과잉진료나 오진으로 인해 건강을 위협하는 존재가 될 수도 있기 때문이다.

현대의학에서 행하는 치료는 효과가 없는 경우가 많다. 치료 후에 오히려 더 나빠지기도 한다. 충분한 관찰이나 검토 없이 성급하게 치료부터 하려 들기 때문이다.

현대의학에 종사하는 의사들은 누군가 원적외선이나 광물의학에 대해 말하면 잘 알지도 못하는 사람들 말은 믿지 말라고 충고한다. 하지만 그것은 의사가 자신의 권위를 지키려고 그렇게 말하는 것뿐이다. 질병이 의심되면 바로 친구나 친척, 주변의 신뢰할 수 있는 사람들과 터놓고 대화하는 것이 중요하다. 오로지 의사만 믿고 의지하게 되면 심각하게 잘못되어 가고 있는 상황조차 눈치챌 수 없다. 나중에 잘못되어도 병원이나 의사가 책임지는 일은 없다.

더구나 현대의학은 경증 환자까지 무리하게 과잉치료를 함으로써 오히려 중증 환자의 치료에 유효한 치료법을 무력화시키는 결과를 낳고 말았다. 그래서 저명한 의사조차 "기적의 의료가 이제는 다량의 약제를 함부로 투여하여 환자에게 해를 입히는 의료로 전락했다(로버트 S. 멘델존)"고 한탄한다.

세상 사람들은, 의학은 항상 진보하는 것이라고만 생각하고 있다. 새로운 수술이 개발되어 그 효과가 입증되면, 일일이 의료에 응용되어 기적을 낳으며, 기적이 의학을 더욱 진보시킨다고 생각한다. 그러나 그것은 당치도 않은 오해다.

돈에 대한 욕심과 무지도 무시할 수 없지만, 수술의 지나친 시행을 부르는 가장 큰 원인은 의사들의 '잘못된 신념' 이다. 의사는 스스로 수술에 의의를 부여할 뿐만 아니라, 메스로 사람의 몸을 갈라 여는 것에 뭐라고 말할 수 없는 매력을 느낀다. 그러므로 그 매력을 만족시킬 온갖 기회를 놓치지 않고 환자를 수술대로 불러들이는 것이다.

현대의학이라는 종교는 기성 종교의 성직자까지 신자로 바꾸어 놓는다. 기독교, 유대교, 이슬람교, 불교 등 전통적인 종교의 성직자들조차 수술대라는 현대의학교의 성궤 위에 머물러야만 비로소 몸이 치유된다고 믿는다.

병원에는 상상하지도 못할 세균이 무수하게 우글거린다. 이것은 병원이 극히 비위생적인 장소라는 걸 말할뿐만 아니라 현대의학의 병적일 정도의 '청결 의식' 이 얼마나 근거 없는 것인가를 단적으로 드러낸다. 역설적으로 들릴지 모르겠지만, 사실이다.

약품의 피해로 인해 장애를 얻거나 사망하는 사고가 종종 일어난다. 거기까지는 가지 않더라도, 환자의 건강을 해치는 화학약품의 사용에서 의사는 어떠한 규제도 받지 않는다. 약을 사용하지 않는 의사는 드물고 대개는 약의 사용을 지나치게 좋아한다. 덕분에 실험실이나 청소 시설에서 사용되는 독성이 강한 용제나 가연성 화학 물질, 방사성 폐기물이 입원 환자의 안전을 위협한다.

병원에서는 가능한 방법을 총동원하여 갖가지 진단과 치료를 하고,

1장 현대의학의 한계와 자연 의학의 놀라움

입원 환자는 결국 점점 식욕을 잃는다. 병원에서 입은 정신적 타격은 육체적인 타격과 마찬가지로 환자를 죽음에 이르도록 하는 원인 중의 하나다.

의과 대학생들이 현대의학으로 성공하고 싶다면 죽음을 장려하거나 사람의 죽음에 관해 연구하는 분야를 찾아보는 것이 좋을 것이다. 그것은 틀림없이 빛나는 장래를 약속할 것이다. 의사에게 몸을 맡기는 일이 얼마나 위험한지 이제까지 보아온 대로지만, 위험이 비단 치료법 자체에만 있다고 할 수 없다. 의사가 범하는 오류나 실수 또한 가히 종합 세트다.

(로버트 S. 멘델존, 《나는 현대의학을 믿지 않는다》, 문예출판사, 2000.)

현대의학의 현실이 이렇다 보니 "나는 환자의 건강과 생명을 첫째로 생각하겠노라"는 히포크라테스의 선언이 무색하다.

모든 민간 의료기관은 영리를 추구하는 기업

사실 병원과 의료 민영화에 대한 사회적 반대는 항상 거세지만, 일반인으로서는 혼란스러울 수도 있다. 그러나 도대체 대한민국에서 공공의료 부분을 제외하고 영리를 추구하지 않는 병원이 어디 하나라도 있을까. 대형 대학병원이나 대기업 소유의 의료원에서는 대놓고 진료 수입, 성장률 등 일반 기업의 상업적 타산에서나 나올 법한 언어를 구사하며 의사들의 실적을 영업사원처럼 평가하는 현상이 이미 만연한데, 어떻게 영리 추구를 막겠다는 것인지 궁금하다.

비영리 병원은 엄밀하게 말하면 병원 경영에서 창출된 이익을 사적 목적으로 사용하지 않는 병원을 의미하지만, 대한민국 병원 중 이것이 제대로 지켜지는 데가 얼마나 될까. 사적 이익 편취가 아닌 시설 확충 등의 목적으로만 사용되어야 한다는 병원의 수입이 실제로 어디에 어떻게 쓰이는지 제대로 감사가 이뤄지기는 하는지 의심스럽다.

앞에서 김현아 교수가 지적한 대로 병원에 가서 오랜 시간 대기하다가 의사 앞에 앉으면 3분 이상 이야기를 나누기 어렵다. 그래서 대한민국 진료에 3분 진료라는 꼬리표가 붙은 것이다. 그러면 환자는 병원 가서 진료 외에 이 검사 저 검사 다하다 보면 시간도 시간이지만 비용도 눈덩이처럼 커진다.

하지만 이런 현상을 병원이나 의사의 책임만으로 돌릴 수도 없다. 지금과 같은 상황의 배후에는 이런 일이 일어날 수밖에 없는 구조가 작동하는 것도 일부 사실이기 때문이다. 의사들은 기본적으로 낮은 의료수가로 인해 더 많은 환자를 진료해야 손해를 줄일 수 있고, 부족

1장 현대의학의 한계와 자연 의학의 놀라움

한 수익을 검사로 보충할 수 있다는 논리를 편다. 병원에서는 효력이 검증되지 않는 첨단 의료기기들을 대대적으로 홍보하고 검사를 처방하여 투자비를 뽑아내고자 의사들을 압박한다.

'3분 진료' 에 대한 또 다른 시각

국내 의대를 나와 미국 유학을 마치고 그곳 병원에서 한동안 근무하다 돌아온 한 병원장은 미국도 환자당 진료에 필요한 시간은 한국과 비슷하다고 말한다. 한국에서 3분 보면 되는 환자는 미국에서도 3분 보면 된다는 것이다.

김현아 교수에 따르면 미국 의사는 환자 한 명에 평균 21분 남짓을 쓰는데, 한국은 6분 남짓이다. 이를 일상에서는 '3분 진료' 로 통칭한다. 그런데 위의 병원장은 미국에서는 건강보험회사 제출 서류가 방대하여 차트 작성이 오래 걸리고, 의료비가 워낙 비싸므로 환자에게 관심을 더 보여줘야 하는 이유로 한미 간 진료의 시간 차이를 설명한다.

미국은 의료 체계 자체가 한국과는 큰 차이가 있다. 진료 시간을 단순 비교하기는 무리라는 얘기다. 미국의 고령자·저소득층 연방 건강보험의 외래 초진 수가는 진료 시간 10분 이하 43달러(약 6만 원), 10분

초과 134달러(약 18만 원)인 데다가 일반인 사보험은 훨씬 비싸다. 우리나라는 전 국민 시간 무관 1만 7,610원이고, 본인부담금은 5,200원에 불과하다. 한국에서는 꼭 필요한 진료만 바르게 진행하여 내보내고 다음 환자 부르면 된다.

여론이 정부 의료 개혁을 지지한 큰 이유가 3분 진료에 대한 불만이다. 다분히 감정 영역이다. 3개월 전에 예약하고 와서 3시간 기다렸는데 3분밖에 봐 주지 않는다면 누구라도 감정이 좋을 리 없다.

의사가 눈 안 맞춰주고 모니터에 코를 박는 행동도 환자들의 공통 불만 사항이다. 의사들은 순식간에 진찰하면서 차트까지 입력하려고 하니까 모니터에서 눈을 뗄 여유가 없다고 항변한다. 미국 의사는 환자와 눈 맞추고 손도 잡아주며 친절하게 진찰하는 동안 차트를 대신 입력해주는 의무기록사와 함께 근무할 수 있다. 진료비가 추가된다.

의료사태 이후 대학병원 진료대기는 길어지고 진료 시간은 더 짧아졌다(박희승 더불어민주당 의원 국감 자료). 정부는 상급종합병원을 구조 전환해 문제를 해소하겠다고 한다. 하지만 3분 진료를 근절하려면 저비용으로 전 국민을 커버하는 일본 의료보험을 벤치마킹하여 만든 국민건강보험을 일정 부분 미국식 사보험으로 바꿀 수밖에 없다. 우리처럼 일본식 의료보험을 채택한 대만의 평균 진료 시간은 5분, 일본은 6.1분으로 우리보다 길다.

3분 진료는 더 많은 환자가 저렴하게 진료받도록 해주는 장점이 있다. 하루 100명이 3분간 진료받고 1만 7,610원씩 지출하는 의료 환경을, 하루 30명이 비슷한 진료를 10분씩 받고 (미국 사례를 대입하면) 6만 원씩 부담토록 바꾸는 게 과연 옳은지 자문해볼 일이다.

(이동혁 기자, 아시아경제, 2024. 10. 18.)

앞에서 의사들이 3분 진료의 원인으로 "기본적으로 낮은 의료수가"를 들었는데, 3분 진료의 타당성과는 별개로 의료수가가 낮아서 적자라고 하는 의사들의 주장에는 문제가 있다.

회계 조사에 따르면 의료수가의 원가 보전율은 90%에 이르며 기타 수익과 의사의 고수익을 생각하면 적자라는 주장은 과장된 것임을 알 수 있다. 또 급여를 비급여로 벌충한다는 주장도 타당하지 않다. 피부과를 제외한 의료기관의 건강보험 수가 수입률은 70~80%에 이른다.

결론은 수가가 낮은 게 아니라 수가가 불균형한 것이 문제다. 제왕절개 시술은 소액을 받아가지만 혈액 투석은 10만 원으로 미국(5만 원)의 2배다. **수술에 따른 보상률은 70% 안팎이지만 검체 검사 보상률은 144%, 영상 검사 보상률은 106%나 된다. 이처럼 수가는 고도로 불균형하게 구성된 데다가 특히, 어렵고 힘든 일일수록 수가는 낮게 배분된 점이 문제다.**

현대의료 서비스에서의 인간 소외 문제

마이클 무어 감독은 미국 의료 제도의 어두운 면을 적나라하게 그려낸 영화 〈식코〉에서 오늘날 의료 서비스를 둘러싼 두 가지 태도 사이의 극단적인 차이를 보여준다. 하나는 의료 서비스 또한 경제 논리에 맡겨야 한다는 태도고, 다른 하나는 의료 서비스는 국민의 건강권을 보장하기 위한 공공서비스라는 태도다.

전자는 의료 서비스를 시장 경쟁에 맡기면 경쟁을 통해 질 높은 서비스를 이용할 수 있다는 논리인 데 반해, 후자는 국가의 공공의료 서비스가 의료 서비스의 사각지대에 놓인 소외계층을 보호할 의무가 있고 사회적 평등을 위해 더욱 강화해야 한다는 논리를 편다. 영화는 분명하게 후자의 손을 들어 준다. 자본의 논리에 충실한 시장에서 의료 서비스는 의료행위의 기본이 되는 인도적 태도를 망각하고 환자를 환자가 아니라 수익성의 관점에서만 보게 되기 때문이다.

의료 서비스에 대한 이러한 태도 차이는 오늘날 자본주의 체제 곳곳에서 충돌을 일으킨다. 수익성만을 내세우는 신자유주의 물결 속에서 국가가 많은 재정 부담을 안아야 하는 국가 의료 서비스가 원칙을 지키기란 쉽지 않다.

프랑스의 응급의료 전문의사 파트릭 펠루는 《환자를 위한 나라는 없다》(프로네시스, 2008)에서 탁상행정이 빚어낸 의료 현장의 난맥상을 고발한다. 이른바 공공병원 기업화 정책의 하나로 수익을 내지 못하는 공공병원의 예산을 삭감하거나 병원 간 통폐합을 추진하거나 심지어는 공공병원을 아예 폐쇄하는 정부 정책이 사회적 불평등 해소를 궁극적 목적으로 삼는 공공병원에 큰 타격을 입히고 있다고 알린다.

　그동안 사회안전망 역할을 해온 공공병원에서 줄어든 예산만큼 의료진과 병상이 축소되어 들것에 누워 빈 침대를 기다리다가 죽는 환자들, 의료 환경이 더 좋은 사설 병원으로 떠나는 의사들, 늘 만원인 응급실 등 상황은 그야말로 최악으로 치닫는다.

　펠루는 정부나 지자체가 주장하듯 모든 원인이 재정 적자에 있다면, 예산 삭감만이 이 문제를 해결할 유일한 방법일까, 묻는다. 그리고 **"방만하게 운영되는 국가 건강보험 공단의 재정을 좀 더 세심하게 관리하고 수익을 낼 방안을 다방면으로 궁리할 수 있을 텐데, 눈앞의 재정 적자를 핑계로 의료행위의 최소한의 원칙마저 저버린다면 가까운 미래에 의료 불평등은 더욱 가속될 것"** 이라고 우려한다.

　헌법이 보장하는 건강권은 빈부 격차나 피부 색깔의 차이에 구애받지 않고 누구라도 요구할 수 있는 국민의 권리이므로 이를 제도적으로 뒷받침할 공공병원의 존재는 필수적이다. 국민 건강보험의 재정

적자를 부각하면서 국민의 불안감을 조성하고 공공의료 체계를 허물어뜨리려는 신자유주의 신봉자들에게 정녕 국민을 위한 길이 무엇인지 펠루의 말을 빌려 묻고 싶다.

"병원 역사를 놓고 볼 때, 나는 그저 잠시 지나가는 사람에 불과하지만, 그래도 내가 그 병원에 보태는 자그마한 초석 하나는 인류의 발전을 위해 더할 나위 없이 아름답게 기억되어야 한다고 믿는다. 나는 오로지 인류애를 위해 존재해 온 공공종합병원에 초석을 보태고 싶다."

일찍이 18세기에 의료가 인도주의와 박애주의를 실현하는 현장이 되어야 한다는 신념으로 의료 서비스를 공공서비스로 규정한 자크 트농이 말했다.

"공공종합병원은 문명의 수준을 그대로 반영하는 거울이다."

이제 사람들은 더는 단순한 생존에서 삶의 의미를 구하지 않는다. 개인의 가치를 실현하는 것이 오늘날 문명사회를 사는 사람들의 삶의 방식이다. 그리고 이를 위해서는 무엇보다 건강한 신체가 따라야 한다. 우리는 누구나 헌법이 보장한 건강권을 국가에 요구할 수 있고, 국가는 이에 응할 책무가 있다. 세상이 아무리 신자유주의적 실용의 물결에 휩쓸려 있다고 해도 **'인간답게 존재할 권리' 까지 침해받을 수는 없다.** 그렇다면 내 몸을 내가 지킬 수 있는 방법에는 무엇이 있는지 다음 장에서 알아보자.

우리 몸은 면역작용에 따라 바이러스나 박테리아로부터 몸을 지킨다. 면역의 주역은 항체다. 항체는 바이러스라는 특정 이물질과 결합하는 단백질이다. 항체는 B림프구 세포에서 분비된다. 항체가 결합하는 특정 이물질인 바이러스 등을 항원이라한다. 우리 몸의 면역계는 이러한 항원에 대해 항체를 준비한다.

내 몸의 건강은
면역력에 달렸다

01

오래 사는 게
고통이 되는
유병장수의 비극 •————⟍⟋——

초고령사회, 위협받는 노년의 건강

　　　　　　　　　　　　　　　우리나라가 예상보다 빨리 초고
령사회로 접어들었으며 2024년 12월 현재 65세 이상 인구 비중이
20%를 넘겨 국민 5명 중 1명꼴이다. 초고령 인구수로는 1천만 명이
훌쩍 넘었다. 그만큼 기대수명이 높아진 장수 사회가 된 것이다. **현재
의 저출산 추세에 획기적인 변화가 없는 한 2050년이면 우리나라 초고
령 인구 비율이 40%에 이를 것으로 예측된다.** 그야말로 노인들의 나
라가 되는 것이다. 그런데 더욱 큰 문제는 우리 사회가 전형적인 유병
장수 사회라는 것이다. 우리나라 국민의 기대수명은 84세로 세계적으

로 매우 높은 편이지만, 건강수명은 66세로 매우 낮은 편이다. 그러니까 노년의 18년을 각종 질환에 시달리다가 사망한다는 얘기니, 오래 사는 것이 오히려 불행며 고통이 된 셈이다.

요즘은 다들 100세 시대라고 유행처럼 말하지만, 기대수명만 늘어나 100세를 사는 것은 진정한 장수를 누리는 삶이라고 할 수 없다. 80세든 100세든 건강하게 사는 것이 중요하다. 그러려면 국가의 사회복지 제도도 중요하지만, 개인으로서도 건강한 노후를 살아갈 방편이 필요하다. 건강수명이 늘어나야 진정한 장수를 누리는 것이지만, 안타깝게도 환경오염과 스트레스 등에 노출된 현대인의 건강은 현재 위협적인 수준까지 도달해 있다.

건강하게 오래 사는 무병장수의 삶은 누구나 꾸는 꿈이다. 그래서 정기적으로 건강검진도 받고, 몸에 좋다는 운동과 섭생을 다양한 경로를 통하여 많은 정보를 습득하고 이를 실천한다. 이에 따라 건강산업은 날로 번창하고, 의학의 발전은 실로 눈부셔서 자고 나면 신기원을 여는 시대다.

난치병이나 불치병의 치료법이 속속 발견되는가 하면, 보건 예방 의학의 발달로 기대수명이 날로 늘어나지만, 중증호흡기중후군(SARS), 신종인플루엔자, 중동호흡기중후군(MERS), 몇년전 코로나와 같은 치명적인 호흡기 바이러스의 유행으로 인류의 건강이 집단으로 위협받는 일은 또 하나의 재앙이다.

　대중 매체와 SNS에 넘쳐나는 건강 관련 정보 가운데 우리는 어떤 것을 어떤 기준으로 가려 선택할까? 우리는 우리가 알고 있다고 생각하는 만큼 정말로 건강에 대해 제대로 알고 있을까? 사실 **현대의학으로 고칠 수 있는 병은 전체의 고작 20% 남짓이다. 그렇다면 나머지 80%는 어떻게 해결해야 할까? 바로 원적외선과 광물의학을 비롯한 자연의학에 그 답이 있다.**

많은 질문에 대답할 수 없는 현대의학

　　　　　　　　　　　　　인문학자 곽동우는 《유병장수의 시대, 무병장수를 위한 건강 인문학》(행복에너지, 2020)에서 아무리 물어도 질문에 대답하지 않는 의사들을 고발한다. 아니, 현대의학을 고발한다는 편이 더 정확하겠다.

　어릴 때 내게는 천식과 비염이 있었다. 성장하면서 천식은 없어졌지만, 비염은 늘 나를 힘들게 했다. 그리고 스물네 살 때 포도막염이 생기면서 녹내장이 왔다. 운동도 열심히 하고 과일도 잘 챙겨 먹었지만, 비염과 녹내장은 늘 나를 따라 다니면서 여러 가지 불편을 끼쳤다.

나는 왜 젊은 나이에 녹내장이 왔는지, 왜 계절마다 비염이 오는지, 왜 염증이 생기는지, 약을 평생 먹어도 괜찮은지 궁금했다. 그래서 진료를 받을 때마다 병의 원인이나 기전을 의사에게 물어보았지만 시원하게 대답해주는 의사는 없었고 핀잔을 주는 의사는 많았다.

어떤 의사는 "의학이라는 것이 전국에 1, 2등 하는 학생들도 쉽지 않은 학문인데 이야기해준들 이해할 수 있겠냐"며 나의 이해력을 걱정했고, 심지어는 진료비를 받지 않을 테니 오지 말라는 의사도 있었다. 언젠가는 약을 먹고 콧속 농이 빠지는 원리가 궁금하다고 했더니 "제가 알아서 하니까 궁금해할 필요 없다"고 핀잔을 놓았다.

"그렇게 궁금하면 의대에 들어가서 공부해 보라"는 의사도 있고, 질문이 5분을 넘어가자 대기하는 환자들에게 민폐를 끼친다며 핀잔을 주기도 했다.

내가 하면 안 되는 질문을 한 것일까? 공짜로 진료를 받는 것도 아닌데 아픈 이유, 복용하는 약이 작동하는 원리와 부작용에 관해 묻는 것이 잘못된 것일까?

요즘은 의료기관들도 친절 서비스를 강화하여 의사가 환자에게 해당 질환에 대해 비교적 친절하게 설명하고 치료 경과를 공유한다. 하지만 아직도 환자가 자신의 질환과 그 치료 경과를 정확히 인지하고

심리적으로 동의하기에는 병원 문턱은 여전히 높고 의사와의 거리는
여전히 멀다.

요즘은 의료기관들도 친절 서비스를 강화하여
의사가 환자에게 해당 질환에 대해 비교적 친절하게
설명하고 치료 경과를 공유한다.
하지만 아직도 환자가 자신의 질환과 그 치료 경과를
정확히 인지하고 심리적으로 동의하기에는 병원 문턱은
여전히 높고 의사와의 거리는 여전히 멀다.

아는 만큼 건강해지는 우리 몸

**건강한 상태는 활력이 넘치고 면역력
이 높고 자가치유능력이 활성화된 상태다. 이는 우리 몸을 구성하는
약 60조 개의 세포가 정상적으로 작동할 때 가능하다. 반면 건강하지
못한 경우는 세포의 비정상적인 작동으로 일어난다.** 세포의 이런 비정

상적인 작동은 세포가 손상되었거나 정상적인 작동에 필요한 환경이 충족되지 못했거나 두 가지 상황이 한꺼번에 닥친 경우이다. 따라서 우리는 세포의 손상을 회복하고 정상적인 작동을 할 수 있도록 환경을 만들어 주어야 한다. 여기서 환경이란 세포의 손상을 가중하는 요소를 제거하고 세포가 필요로 하는 요소를 충족시키는 일이다. 그러면 세포는 자가치유능력으로 스스로 상처를 회복해서 정상적으로 면역력을 작동하고 필요한 에너지를 충분히 생산한다.

-¤- 이거 알아요?

나이 들어 건강하게 사는 15가지 비결

15가지 비결	내 용
1. 살을 빼야 한다는 고정관념을 버린다.	대사증후군에 대비해 살을 빼야겠다는 생각은 잊고 근육을 늘려 노화를 예방하는 방향으로 전환한다. 돌봄 서비스 등이 필요 없는 90세가 되고 싶다면 살을 빼기보다는 근육을 늘린다.
2. 다양한 식품으로 단백질을 충분히 섭취한다.	하루에 필요한 단백질은 체중 1kg당 1g. 근육을 더 늘리고 싶다면 10g 많게 목표로 삼는다. 단백질은 달걀, 유제품, 콩 제품에 풍부하다.
3. 간식도 즐겁게 챙겨 먹는다.	신선한 과일과 채소, 적당한 단백질이 함유된 적정한 간식으로 부족한 영양을 보충하면서 건강을 관리한다.

4. 뇌보다 장이 기뻐하는 생활을 한다.	스트레스를 그때그때 훌훌 털어버리고 편하고 맛있는 것을 흔쾌히 즐기면 장도 덩달아 기뻐한다. 장이 건강 하면 몸도 마음도 건강해진다.
5. 장내 미생물의 도움을 받는다.	건강을 지키려면 장내 미생물의 힘을 빌려야 하므로 발효 식품을 적절히 섭취하여 장내 미생물을 애정으 로 돌본다.
6. 음식은 천천히 꼭꼭 씹어 먹는다.	음식을 먹을 때는 바로 삼키지 말고 한 호흡 쉬면서 준비한다. 천천히 꼭꼭 씹음으로써 타액을 충분히 분 비해서 소화가 잘되게 하면 심신이 다 편안하다.
7. 아무리 의욕이 없어도 운동을 거르지 않는다.	운동을 습관화하는 것은 일상생활 속에 운동을 녹여 낸다는 뜻이다. 의지를 빌리지 않아도 습관처럼 저절 로 운동하게 만드는 것이 최선이다. 일상에서 운동할 수밖에 없는 장치를 여기저기 설치해 놓는다.
8. 매사 완벽주의를 버리고 적당히 한다.	다양한 일들을 지나치게 너무 완벽을 추구하면 지쳐 서 오래 갈 수 없다. 그러니 매일 거르지 않고 지속하 려면 적당히 대충 하는 요령도 때로는 필요하다.
9. 혈압의 정상수치에 너무 집착하지 않는다.	혈압관리는 매우 중요하지만, 수치에 집착하여 무조 건 약을 쓰는 건 좋지 않다. 정상수치를 위해 살아가 는 게 아니므로 수치는 유연하게 대처하고 생활습관 을 조금씩 변화시키면 된다.
10. 콜레스테롤은 잊고 달걀을 먹는다.	콜레스테롤을 낮추는 데는 적당한 운동이 가장 효과 적이다. 나이 들면 콜레스테롤 수치는 조금 높아도 상 관없다. 몸을 활발히 움직이고 식이섬유를 충분히 섭 취하면서 변화를 지켜본다.
11. 운동보다 먼저 바른 자세를 확립한다.	나이 들어서도 맵시가 근사한 사람들의 공통점은 적 당한 체중 유지와 꼿꼿한 자세다. 바른 자세가 의욕을 낳는다.

12. 너무 세게 씻지 않는다.	매일 목욕을 하는 사람은 몸에 따뜻한 물을 뿌리고 손바닥으로 피부를 부드럽게 문질러 씻기만 해도 충분하다. 너무 세게 씻어서 피부 장벽이 무너지는 일이 없도록 한다.
13. 억지로 자려고 하지 않는다.	수면제는 한 번에 먹는 양이 늘어나거나 복용 기간이 길어질수록 계속 약에 의존하기 쉽다. 수면의 질은 약이 아니라 어떤 하루를 보내느냐에 따라 결정된다. 생체 시계와 자율신경을 다스리면 숙면이 온다.
14. 명의보다는 나에게 좋은 의사를 찾는다.	좋은 의사는 노년기의 마지막 순간까지 환자 곁에서 발맞추어 걷는 존재다. 약이나 검사보다 생활습관을 돌봐주는 의사가 좋은 의사다.
15. 불필요한 검사와 치료를 거부한다.	인생을 후회 없이 아름답게 매듭지으려면 무엇이 필요하고 무엇이 불필요한지, 몸도 마음도 건강할 때 차근차근 생각해 둔다.

면역의 반란,
나이를
가리지 않는 공격

면역계의 역할과 면역작용

면역계는 우리 몸에 침투하려는 병원체를 막아내는 일과 몸속의 물질대사 과정에서 생성되는 노폐물을 정화 배출시키는 작용을 활발히 하게 된다. 면역계는 자율신경의 지배를 받는다. 자율신경이 불균형에 빠지면 면역작용도 억제되거나 과잉이 되어 부작용을 일으킨다.

우리 몸속 전체 면역세포 중 70%가 장에서 활동하면서 외부침입 병원체 등 이물질을 철통 방어하고 있다. 소화 흡수 작용을 할 때는 B세포가 집중적으로 활동하며, 이물질을 방어하고 자가포식과 세포사멸을 통한 독소와 노폐물의 정화 배출 작용을 할 때는 T세포가 활성화된다. 면역기능의 기본은 자기와 비자기의 구분이다. 자기가 아닌 이물질이 침투하면 이를 물리치고 기억을 저장한다.

스트레스 상태로 과부하가 걸리면 면역계가 크게 억제되어 활동이 부진해져 방어 작용을 제대로 하지 못하게 된다. 체온이나, 습도, 산염기도(pH)의 영향도 크게 받는다.

우리 몸은 면역작용에 따라 바이러스나 박테리아로부터 몸을 지킨다. 면역의 주역은 항체다. 항체는 바이러스라는 특정 이물질과 결합하는 단백질이다. 항체는 B림프구 세포에서 분비된다. 항체가 결합하는 특정 이물질인 바이러스 등을 항원이라 한다. 우리 몸의 면역계는 비자기인 온갖 항원에 대해 항체를 준비한다.

비자기인 이물질 항원을 림프구는 어디에서 인식할까? 비장, 림프절, 소화관이나 호흡기의 점막에 있는 림프 조직에서 인식한다. 몸에 침입한 이물질은 림프 조직 속의 수지상세포에 흡수된 후 수지상세포 표면에 항원 조각이 표시되면서 신호전달물질 사이토카인의 한 종류인 인터루킨이 분비되어 림프구 중에 T세포 일부나 B세포를 모여들게 한다. 이때 모여든 면역세포는 분열을 통해 수를 늘리고 특정 항원에 대한 항체를 늘려 이물질인 항원을 공격한다.

이때 인터루킨의 분비가 부족하면 면역 결핍이 나타난다. 몸속에 침입한 이물질인 항원을 제거하기 위해 만들어지는 항체는 면역 글로블린이라는 단백질로 만들어진다.

우리 몸속 전체 면역세포 중 70%가 장에서 활동하면서
외부침입 병원체 등 이물질을 철통 방어하고 있다.
소화 흡수 작용을 할 때는 B세포가 집중적으로 활동하며,
이물질을 방어하고 자가포식과 세포사멸을 통한
독소와 노폐물의 정화 배출 작용을 할 때는 T세포가
활성화된다.
면역기능의 기본은 자기와 비자기의 구분이다.
자기가 아닌 이물질이 침투하면 이를 물리치고
기억을 저장한다.

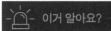 이거 알아요?

면역력이란 무엇인가?

우리 몸의 방어 작용은 여러 단계에 걸쳐 작용한다. 1차 방어 작용이 피부와 점막에서 일어난다. 피부와 눈의 점막, 코의 점막 등에서 분비물인 땀, 눈물, 콧물을 흘려 씻어 내고, 라이소자임이라는 효소의 분비로 미생물들을 분해하여 무력화한다. 면역의 기본은 몸의 내부에서 발생한 손상된 세포를 수리 복원하거나 제거하는 역할이다.

그런데 지금까지 일반적인 면역 연구에서는 박테리아나 바이러스처럼 외부로부터 침입한 이물질을 처리하는 면역이 주로 다루어졌다. 활동하는 낮에는 몸이 정상적인 기능을 유지하기 위해 주로 외부 이물질의 침입을 방어한다. 외부에서 침입한 이물질인 박테리아는 과립구가 처리한다. 과립구가 주로 활동하는 시간은 낮에 사람의 활동이 활발할 때다. 낮에는 주로 근육 활동을 하므로 교감신경이 우위인 상태다. 교감신경이 주로 활동하는 낮에는 교감신경의 지배를 받는 호중구가 외부침입자를 방어한다.

또 하나의 중요한 활동은, 외부침입자가 없을 때 호중구가 손상되어 기능을 제대로 하지 못하는 세포를 파괴하여 신진대사를 활성화하는 것이다. 호중구가 작용해 손상된 조직의 세포를 없애는 활동이 세포자살이다. 세포자살 작용에는 많은 에너지가 소모된다. 세포자살이 과잉 활성화되면 몸은 건강하더라도 수명을 단축한다. 호중구가 지나치게 증가하여 활동이 과잉상태가 되면 정상 조직까지 파괴하는 부작용이 나타나기도 한다. 백신을 맞지 않더라도 면역세포가 충분하게 기능을 하는 건강한 사람은 코로나바이러스가 침투하더라도 면역세포가 신속하게 이를 공격하여 전투에서 승리할 수 있으므로 안전하다. 면역세포가 활동하는 데 가장 중요한 조건이 체온이다. 손발이 차고 추위를 잘 타거나 감기에 잘 걸리는 저체온인 사람은 면역력이 떨어져 있을 가능성이 크다. 또 술을 많이 마시거나 과로로 피로가 누적되면 면역력이 떨어지기 쉽다. 면역세포는 체온이 36도 이하로 낮아지면 활동력이 급격하게 떨어진다. 특히 NK세포는 37도 이하에서는 암세포를 공격하지 않는 등 활동력이 무뎌진다. 면역세포는 외부침입 병원미생물과 미세먼지, 농약 성분 등을 제거하는 일과 몸속의 대사과정에서 생긴 노폐물과 손상된 세포를 제거해 질병을 예방하는 일을 한다.

선천 면역세포 중에 특히 중요한 세포가 자연 살해 세포다. 이 자연 살해 세포는 바이러스에 감염된 세포와 돌연변이 세포뿐 아니라 암세포까지 찾아서 공격해 죽인다. 거기다 선천 면역세포에는 없는 면역기억기능까지 가지고 있다. 한번 싸운 바이러스를 기억했다가 신속하게 대응한다. 획득 면역을 불러올 필요 없이 병원 미생물을 처리하는 역할을 신속하게 하는 임무가 선천면역에 있는 것이다.

선천 면역세포의 활약으로 항원인 외부침입자를 물리치는 전투에서 승리하면 끝나지만, 세력 부족으로 선천면역 시스템이 뚫리면 획득 면역 시스템이 작동된다.

획득 면역세포의 종류에는 보조 T세포, 세포독성 T세포, B세포가 있다. 이들 획득 면역세포는 대량 증식한 바이러스를 공격하기 위해 도움 T세포의 신호에 따라 대량으로 만들어져 특정 바이러스만을 조준 사격으로 제거한다. 이런 획득 면역세포가 만들어지려면 선천 면역세포인 대식세포, 수지상세포의 항원 제시 도움이 필요하다.

이 가운데 B세포는 제시된 항원인 바이러스의 종류에 맞춤으로 항체를 대량생산하여 바이러스를 집중공격해 섬멸시킨다. 하나의 항원에 하나의 항체만 적용되는 맞춤 생산이다. 이를 면역 특이성이라 한다. 항체가 바이러스를 공격하는 방법에는 세 가지가 있다.

첫째, 세포 수용체에 바이러스가 달라붙지 못하도록 바이러스의 표면에 먼저 항체가 결합해 무력화한다.

둘째, 바이러스에 항체를 접합시켜 대식세포가 쉽게 잡아먹도록 돕는 방법이다. 이를 옵소닌화라고 한다.

셋째, 잠자고 있는 보체(혈청 가운데 있으면서 효소와 같은 물질)를 깨워서 증식시킨다. 획득 면역의 지원군인 셈이다. 바이러스에 구멍을 내는 등의 방법으로 바이러스를 죽인다. 바이러스를 다 제거하고 나면 증식된 B세포들은 대부분 자살을 통해 사라지며, 기억을 담당하는 B세포만 림프절로 이동해 대기 상태로 다음 공격에 대비한다.

질병을 예방하는 기능을 가진 내 몸속의 면역력은 화학 약물에 약하다. 처방 약품들은 주로 교감신경을 흥분시켜 면역력을 떨어뜨리는 작용을 한다. 히포 크라테스가 말한 "내 몸 안의 100명의 의사"가 바로 면역력인데, 이들이 제대 로 힘을 쓰지 못하게 되는 것이다. 면역력은 우리 몸을 지키는 가장 탁월한 의 사이기 때문에 면역력을 높이는 일이 질병 예방을 위한 가장 확실한 방법이다. 참고로, 홍삼에서 추출한 '컴파운드 K'라는 물질이 면역력을 높여 준다. 자연 상태의 인삼(홍삼) 사포닌(Rb1 등 PPD 계열의 사포닌)은 여러 당 분자로 결합해 있어 체내 흡수가 어려우며, 특별한 장내 미생물인 프레보텔라 오리스에 의해 흡수 가능한 물질로 분해되어 전환되어야만 생리활성 효능을 나타낼 수 있다. 컴파 운드(Compound) K는 이런 흡수 장애 요소가 모두 제거된 사포닌이다.

면역의 반란, 자가면역질환의 시작

우리 몸 안의 면역계가 외부 항 원이 아닌 내부의 정상 세포를 공격하는 것이 면역의 반란이고, 그로 인해 생기는 질병이 자가면역질환이다. 이 질환은 해마다 100만여 명이 진단을 받고 발견된 지 60년이 지났지만, 여전히 생소한 병이다. 내 몸속에서 아군끼리 벌이는 전쟁이 바로 자가면역질환으로 과거에는 보기 드문 질환이었지만, 요즘에는 주변에서 자주 접한다. 갑상샘기능저하증이나 항진증, 크론병, 궤양성 대장염 같은 질환이 자가면역질환에 해당한다.

자가면역질환은 체내 면역세포가 정상 세포를 세균·바이러스와 같은 적으로 인식해 공격하면서 발생한다. 통계적으로 남성보다 여성에게 많이 발병하고 비교적 젊은 나이에 시작되는 특징이 있지만, 성별이나 나이를 가리지 않는다.

이 질환은 아토피·천식 같은 알레르기 질환과 달리 외부 자극이 없이도 발생하고 악화할 수 있는데, 유전·감염·스트레스 등이 관여하는 것으로 추정되지만 정확한 원인이 아직 밝혀지지 않아 예방과 완치가 어려운 병이다.

다른 질환처럼 자가면역질환도 조기 진단·관리가 중요하다. 이 질환은 대개 한 조직에서 시작해 전신으로 퍼진다. 만성 염증으로 삶의 질이 떨어지고 암·심장병 등 치명적인 질환으로 이어져 목숨을 잃을 수도 있다. 초기에 염증을 다스리면 증상 개선 효과가 크고 관절 변형이나 장기 손상 등 합병증 위험도 낮출 수 있다.

문제는 자가면역질환이 누구에게, 언제 나타나는지 알 수 없다는 점이다. **현대의학으로서는 환자 스스로 질환별 증상에 관심을 가지고 징후가 보이면 빠르게 대처하는 수밖에 없지만, 원적외선과 광물의학을 포함한 자연 의학을 적극적으로 활용하면 다른 질환들과 더불어 예방 효과를 볼 수 있다.**

기본적으로 인체는 다양한 미생물의 공격을 받지만, 그 안에는 면역세포가 있어 항시 침입자의 공격을 감시하고 순찰한다. 강력한 미생물에게 공격받게 되면 비상경보를 울리고 전투력을 끌어 올리는데, 이것이 우리 몸에서 염증반응과 발열이 발생하는 주원인이다. 감염된 부위라든지 이상 세포분열로 인해 발생한 암세포도 면역세포가 사냥해 준다.

이런 면역세포의 반란으로 발생하는 자가면역질환은 아이러니하게도 인체의 면역력이 떨어지면 증상이 호전되기도 한다. 즉, 나이가 들거나 질병에 걸려 몸이 약해지면 면역력이 지나치게 항진된 수준에서 정상 수준으로 떨어져 증상이 오히려 호전되는 것이다. 하지만 그렇다고 해서 일부러 면역력을 떨어뜨리면 암의 발병이나 감염의 위험에 노출되기 쉽다.

자가면역질환은 여성이 임신하면 호전되기도 하고 악화하기도 한다. 명확한 이유는 밝혀지지 않았지만, 여성의 임신 상태가 체내 면역력을 오히려 증진하거나 태아를 위해 억제한다고 볼 수 있다.

자가면역질환과 관련하여 흥미로운 연구 결과도 있다. 자가면역질환 환자가 발생하는 곳은 주로 의료기술과 보건 위생이 발달한 선진국이고 후진국에서는 거의 발생하지 않는다. 그 이유로는 기생충의 역할이 제기되었다. 기생충이 장내에 존재하면 면역계가 기생충에게 집중하느라 한눈을 팔지 못하지만, 구충제 등으로 기생충을 박멸시켰다고 하는 선진국 사람의 장내에서는 면역계가 일할 데가 없어서 엉뚱한 데로 눈을 돌린다는 것이다. 한마디로 심심해서 반란을 일으킨다는 논리다. 기생충은 숙주의 면역력을 떨어뜨리기 위해 특별한 물질을 분비하는데 이 물질이 인류가 살아오는 동안 면역력을 적당한 수준으로 유지해 자가면역질환을 예방해온 것으로 본다.

자가면역질환자는 일반인에 비하면 비타민D가 결핍되어 있기 쉽다. 비타민D 영양소를 섭취하면 증상이 완화된다는 연구 결과도 있다.

2장 내 몸의 건강은 면역력에 달렸다

문제는 자가면역질환이 누구에게, 언제 나타나는지
알 수 없다는 점이다.
현대의학으로서는 환자 스스로 질환별 증상에 관심을
가지고 징후가 보이면 빠르게 대처하는 수밖에 없지만,
원적외선과 광물 의학을 포함한 자연 의학을 적극적으로
활용하면 다른 질환들과 더불어 예방 효과를 볼 수 있다.

비특이적 면역과 특이적 면역

면역작용에는 비특이적 면역작용과 특이적 면역작용이 있다. 이 가운데 비특이적 면역작용은 선천면역의 특징이고, 특이적 면역작용은 획득 면역의 특징을 갖는다. 이물질인 바이러스가 몸속에서 인식되면 우리 몸에서는 즉시 면역 시스템이 작동하기 시작한다. NK세포와 T세포 중에서 간이나 장에서 생성되는 NKT세포, B세포 중에서 B1세포는 모든 항원에 신속하게 반응하는 비특이적 면역작용을 하는 선천면역세포다. 이들 선천 면역세포는 육지 생활을 하기 전부터 원래 가진 면역세포로 항원 기억 작용도 가지고 있다.

바이러스에 처음 감염되면 우리 몸의 면역 시스템은 2단계로 반격을 개시한다. 제1단계 주역은 NK세포다. NK세포는 바이러스에 감염된 세포를 찾아내 제거한다. 한편 바이러스에 감염된 세포에서는 인터페론을 분비해 주변의 정상 세포에 바이러스의 침입을 알린다. 소식을 들은 주변의 정상 세포는 바이러스의 침투에 대비해 RNA 분해 효소를 활성화한다. 이 효소는 침투한 바이러스가 번식을 위해 내뿜는 RNA를 분해하여 바이러스 번식을 차단할 준비를 완벽하게 한다.

이 제1단계 방어 작용이 진행되고 있을 때, 제2단계의 방어 작용을 준비한다.

2단계의 주역은 B림프구 세포다. B세포는 침입한 항원에만 꼭 맞는 항체를 대량으로 생산하는 일을 한다. 항체는 면역 글로블린이라는 단백질로 만들어진다. 특정 항원에만 선택적으로 작용하는 특이적 면역작용이 특징인 T림프구와 B림프구는 육지 생활을 시작한 이후에 만들어진 면역세포로, 항원이 침입한 후에 항원을 잡아먹은 대식세포나 수지상세포의 항원 조각 제시를 통해 도움 T세포에 전달된 후, 도움 T세포의 지시에 따라 활성화되는 면역세포다. B림프구는 맞춤형으로 만들어지기 때문에 오직 특정 바이러스에 대해서만 작용한다. 그래서 이미 세포 속으로 침투해버린 감염 세포에는 항체가 작용하지 않는다. 이때는 킬러 T세포가 작용해 감염 세포를 통째로 분해해 제거한다.

B림프구 세포에 의한 항체와 킬러 T세포에 의한 제2단계 면역을 특이적 면역이라 한다. 이를 획득 면역 혹은 후천 면역이라고도 한다. 이 특이적 면역의 특징은 이물질인 항원이 몸에 침입한 이후에 활성화되기 때문에 세력이 확보될 때까지 시간이 5~7일이 걸린다는 단점이 있다.

비특이적 면역은 종류를 가리지 않고 어떤 종류의 바이러스에 대해서도 대응이 가능한 전천후 면역이다. 이에 반해 특이적 면역은 여러 종류의 바이러스 각각에 대해 맞춤형으로 작용하는 강력한 면역인데, 세포증식에 시간이 걸리는 문제가 있다. 1차로 작용하는 비특이적 면역이 2차로 이루어지는 특이적 면역의 효과를 좌우하는 중요한 역할을 하는 밀접한 관계가 있다. 비특이적 면역과 특이적 면역세포 모두 면역기억작용이 있어 이후에 같은 바이러스가 다시 침입하면 신속하게 대응한다.

03

면역력을
강화하는
건강 습관 •

장내 미생물이 장 건강을 결정한다

식물이 땅에 뿌리를 내려 영양소를 흡수하듯 사람의 장도 소화된 음식을 통해 각종 영양소를 흡수한다. 그런데 영양소를 흡수할 때 같이 흡수되기 쉬운 것이 독소다. 인체 각 기능의 조절 사령탑 역할을 하는 뇌와 별개로 자체적으로 기능하고 생각할 수 있는 장기가 장이다. 장은 긴급한 상황이 발생하면 자체적으로 문제를 해결한다.

예컨대, 상한 음식을 먹으면 설사를 통해 신속하게 쏟아낸다. 이런 경우 약국에서 지사제를 사 먹고 설사를 멈추게 하는데, 이는 잘못이다. 장이 몸에 해롭다고 판단해 신속하게 내보내려 하는데 굳이 못 나가게 지사제로 붙잡는다. 내보내지 못한 것은 몸에 독소로 저장된다. 약으로 독을 저장해 만성질환의 터전을 만드는 일이다.

장에는 두뇌만큼 많은 신경세포가 분포해 있다. 장의 신경세포는 두뇌처럼 신경전달물질을 생성해 두뇌와 서로 정보를 교환하며 상호작용을 한다. 장이 생성하는 대표적인 신경전달물질이 세로토닌이다. 행복 호르몬으로 불리는 이 세로토닌이 넘치면 즐겁고 행복하며 상쾌한 기분이 들고, 모자라면 우울증과 불안증이 나타나고 슬픔에 빠진다. 이 세로토닌은 장의 신경세포가 95% 정도를 만든다. 이 세로토닌 생성에 지대한 영향을 미치는 것이 장내 미생물이다.

해로운 미생물을 번식시키는 식생활을 계속하면 장 활동이 나빠지고 감정도 불안정해지는 이유가 세로토닌 생성이 부족해지기 때문이다. 장이 건강해야 뇌도 건강해진다. 장과 뇌는 직결되어 있다. 장뇌 연관 조직에 의해 직접 영향을 받는다. 섬유질이 부족한 식생활로 장내 미생물 환경이 나빠지면 기분도 우울해지는 일이 생기는 이유다. 뇌경색이 생긴 초기에 장을 청소해주면 도움이 된다는 견해도 있다.

장내 미생물은 크게 유익균, 유해균, 중간균으로 나뉜다. 유익균이 우세하면 장내 환경이 건강하게 유지되지만, 유해균이 많아지면 염증, 소화 장애, 면역력 저하와 같은 문제가 발생한다.

장내 미생물의 종류와 역할

종류	역 할
유익균	소화를 돕고, 장 점막을 보호하며, 염증을 억제하는 역할을 한다. 프로바이오틱스(유익균 보충제)와 같은 형태로 섭취하면 장 건강에 좋다.
중간균	장내 미생물이 어떻게 구성되었는지에 따라 유익균이 되기도 하고 유해균이 되기도 해서 분명하게 나누어지지 않는 균을 일컫는다.
유해균	유해균은 과도하게 증식되면 장내 환경을 악화시키고 독소를 생성해 장 점막을 손상한다. 설탕, 정제된 탄수화물, 알코올의 과도한 섭취는 유해균의 증식을 촉진할 수 있다.

　장내 미생물은 이처럼 유익균, 중간균, 유해균으로 나눌 수 있지만, 그 경계가 모호해서 명확하게 구분되지는 않는다. 어떤 균은 경우에 따라 유익균이 되기도 하고 유해균이 되기도 하기 때문이다. 또 유해균이라고 해서 꼭 나쁘게만 작용하지는 않는다. 가령, 대장균은 장염을 일으켜서 유해균으로 분류되지만, 한편으로는 비타민K를 생산하는 유익균이 되기도 한다.

　헬리코박터 파일로리균은 위궤양, 위염을 일으키는 유해균이지만,

식욕을 조절해 과식을 방지하는 역할도 한다. 이렇듯 유익균과 유해균의 명확한 구분은 쉽지 않지만, 주된 기능에 따라 분류한다면 유익균, 중간균, 유해균의 비율이 2:7:1일 때 가장 이상적인 장내 환경이 조성된다. 이 가운데 전체의 70%를 차지하는 중간균은 유익균과 유해균 중 더 수가 많은 쪽의 편에 선다. 그러므로 항상 유해균보다 유익균이 더 많은 환경을 유지하는 것이 중요하다.

장내 미생물은 이처럼 유익균, 중간균, 유해균으로
나눌 수 있지만, 그 경계가 모호해서 명확하게
구분되지는 않는다. 어떤 균은 경우에 따라 유익균이
되기도 하고 유해균이 되기도 하기 때문이다.
또 유해균이라고 해서 꼭 나쁘게만 작용하지는 않는다.
가령, 대장균은 장염을 일으켜서 유해균으로 분류되지만,
한편으로는 비타민K를 생산하는 유익균이 되기도 한다.

장의 건강이 면역력을 좌우한다

장은 단순히 음식물을 소화하고 흡수하는 기관이 아니라 우리 몸의 면역력을 좌우하는 중요한 역할을 담당한다. 인체 면역세포의 약 70%가 장에 몰려 있으며, 장내 미생물이 이 면역세포와 긴밀하게 상호작용한다. 장 건강이 좋다면 면역 시스템도 강력해지고, 반대로 장이 불균형 상태에 빠지면 면역력이 약해질 수 있다.

그러므로 장 건강관리가 면역력을 강화하는 첫걸음이다. 장이 건강하면 유익균이 면역 체계를 활성화하여 외부 병원체에 대한 저항력을 높인다. 반면, **장내 환경이 나빠지면 만성 염증과 면역력 저하로 이어질 수 있다. 장 건강이 나빠지면 감기, 독감 등 감염병에 쉽게 노출되며, 심한 경우 만성질환의 원인이 될 수 있다.**

다음은 일상생활에서 장 건강을 유지하는 실질적인 방법이다.

첫째는 필수영양소가 균형을 이룬 식단이다. 식이섬유는 유익균의 먹이로, 장내 환경을 건강하게 유지하는 데 필수적이다. 과일, 채소, 통곡물, 콩류 등이 풍부한 식이섬유를 섭취하는 것이 좋다. 김치, 요구르트, 된장, 치즈와 같은 발효 식품은 유익균을 증가시켜 장 건강을 개선한다.

　둘째는 원적외선과 광물요법으로 필수 미량영양소를 충분히 보충하고 독소를 제거한다. 천연 광석에서 발생하는 것을 융복합하고 응용한 원적외선 파동을 이용하여 몸속의 각종 독소, 노폐물, 콜레스테롤 등의 유해 성분을 제거한다.

　셋째는 수분을 충분히 섭취한다. 물은 장에서 음식물을 부드럽게 이동시키는 데 필수적이다. 하루 1.5~2L의 물을 섭취해 장 기능을 원활히 유지하는 것이 중요하다.

　넷째는 스트레스를 효과적으로 관리한다. 장은 우리의 감정 상태와도 밀접하게 연결되었다. 스트레스는 장내 미생물 균형을 깨뜨릴 수 있으므로, 규칙적인 운동 등으로 스트레스를 해소할 필요가 있다.

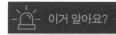

면역세포의 70%가 장에 몰려 있는 이유

몸의 외부에서 들어온 음식물이 소화 분해되어 내부로 들어가는 관문이 소장이다. 이 소장에 면역세포가 집중적으로 배치되었다. 음식물과 접촉되는 장의 상피세포는 리소좀과 같은 유익균을 보유하여 이물질이나 세균, 바이러스를 철통같이 방어한다. 융털 구조로 이뤄진 장 상피세포의 면적은 우리 몸의 외부 피부보다 200배나 넓다.

상피세포의 리소좀에서는 이물질을 가수분해효소로 분해하고, 단백질 분해 효소인 프로테아제 활성을 통해 효소 작용을 하는 보체(혈청 가운데 존재)는 항원을 발견하면 항원에 구멍을 뚫어 파괴해버린다. 장은 얇은 단층 상피구조로 되어있어 쉽게 뚫리는 취약한 구조다. 그래서 염증을 오랫동안 그냥 두면 장에 구멍이 나는 이유다. 장에 면역세포의 70%가 상주하는 이유가 바로 이물질의 몸속 유입을 방어하기 위해서다. 또 장에 상주하는 유익균은 다른 병원균이 들어오면 적으로 간주하여 여러 물질을 분비하여 물리친다.

음식물이 지나는 통로인 입에서 식도, 위, 십이지장, 소장, 대장을 거쳐 항문까지는 우리 몸의 외부에 해당한다. 위에서 소화될 때까지는 음식물이 외부에 있다가 소장을 통과하면서 흡수할 물질(영양소)과 흡수하면 안 될 물질을 구별한다.

여기서 문제를 일으키는 경우가 바로 흡수되어 영양소로 쓰여야 할 물질이 소화가 덜 되어 흡수되지 못할 때다. 흡수되지 못한 영양소는 장내 유해균을 번식시키는 먹이가 되어 장내 환경을 오염시킨다. 영양물질이 독소로 돌변하는 것이다. 여기에 더해 항생제 등의 약물이나 설사도 장내 환경을 악화시킨다. 그래서 과식이나 화학 식품첨가물이 많은 가공식품, 약물, 카페인 등은 장내 환경을 망가뜨린다.

장내 환경이 나빠져 유해균이 증가하여 우위를 차지하면 과립구를 증가시켜 교감신경 우위가 되어 스트레스를 받는다. 백혈구의 균형이 깨지면서 병을 부른다. 흡수해야 할 영양물질인 단백질이나 당질을 소장에서 흡수하지 못하더라도 평상시 섬유질이 풍부한 식사를 하거나 장내 유익균이 잘 분포하고 있으면 문제를 일으키지 않고 대변으로 배출할 수 있다.

번식한 장내 유해균이 유익균의 세력을 능가하면 유해균이 내뿜는 독소에 의하여 염증이 생기면서 장내 환경이 나빠져 장 누수가 발생해 이물질이나 독소가 몸의 내부로 흡수되는 나쁜 상황이 벌어진다. 면역세포의 70%가 진을 치고 있는 장의 방어망이 무너져 내리는 것이다. 그만큼 장내 환경이 중요하다. 만병의 근원은 장에 있으니, 건강의 해답도 장에 있다.

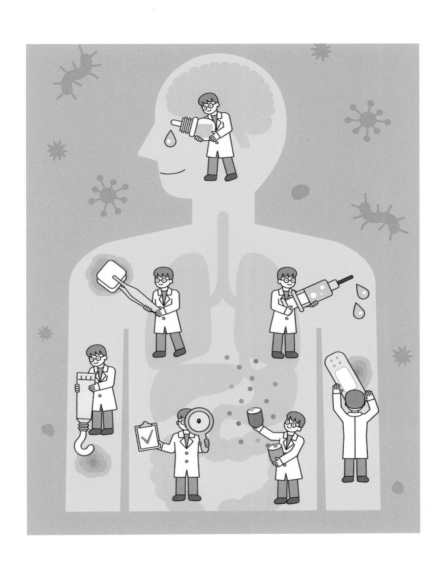

햇빛은 지구 시스템에서 가장 많은 양을 차지하고, 다양한 날씨 변화 등에 영향을 미치는 에너지원으로 지구상의 거의 모든 생명 활동에 관여한다. 인간이 현대에 사용하는 에너지는 대부분이 햇빛을 기반으로 한다. 석유, 석탄 등의 화석연료는 햇빛으로 살아갔던 고대 생물의 잔해다. 또 파도와 바람, 물의 순환, 해수 온도 차 등 친환경 신재생에너지도 근간은 햇빛이다.

새롭게 뜨는 원적외선과
생체 전기 건강법

01

현대인에게
주목받고 있는
원적외선과 광물의학

질병의 예방과 치유에 특효

에너지 보존의 법칙은 다른 말로 에너지 총량 불변의 법칙이다. "외부로부터의 영향이 차단된 물리계 내부에서 그 어떤 물리적 또는 화학적 변화가 일어나도 전체 에너지, 즉 에너지 총량은 불변"이라는 것이다.

에너지가 다른 에너지로 전환될 때 전환 전후의 에너지 총합은 항상 일정하게 보존된다는 법칙으로, 운동량 보존의 법칙 및 각운동량 보존의 법칙과 함께 고전역학과 양자역학에서 일어나는 모든 물리현상을 설명하는 3대 법칙 중 하나다. 질량은 곧 에너지이므로 질량 보존의 법칙과 같은 의미를 공유한다.

그러나 에너지가 보존된다고 해서 함부로 에너지를 낭비해도 된다는 건 아니다. 휴대전화를 오랫동안 사용하면 전기에너지가 열에너지로 전환되면서 조금씩 뜨거워지며, 이 열에너지는 다시 사용할 수 없다. TV에서 방출된 화면의 빛이나 스피커 소리도 빛에너지, 소리 에너지로 전환되어 퍼져나간 후에는 재사용할 수 없다. 이처럼 거의 모든 에너지는 재사용하기 어려운 에너지 형태로 바뀌므로 에너지 보존의 법칙이 에너지의 무제한 사용을 용인하지는 않는다.

적외선은 이런 에너지 가운데 열에너지와 밀접하다. **열원에서 물체로 열에너지가 전달되는 방식에는 전도, 대류, 복사 3가지가 있다. 전도는 열이 물체 내부를 통해 고온부에서 저온부로 이동하는 현상을 말한다.**

대류는 유체의 온도가 높아지면 부피가 팽창하여 밀도가 낮아지고 부력이 커져서 결국은 위로 올라가려고 하는 원리의 순환 운동으로 주전자의 물이나 방의 공기가 균일하게 가열되는 것을 말한다. 대기 중에서 일어나는 대류는 태양복사로 인해 지구 표면의 일부가 가열되어 분자들이 위로 올라간 후에 차가운 물질 표면에 닿으면 식어서 내려오는 과정을 말한다. 구름이나 천둥 같은 것이 대류 현상이다.

광선 종류	에너지 전달 방식
원적외선	- 전도(고온부 ➡ 저온부 이동) - 대류(구름, 천둥) - 복사(물체에 직접 열 전달 현상, 태양열 ➡ 지구)
적외선	복사 방식으로 열에너지 전달, 속도는 빛의 속도 빛과 같은 모양으로 열원에서 직진-반사판 활용 전달 방향 변경(원적외선 사우나, 일광욕, 농작물 온실, 태양열 온수기)

응용	- 원적외선 질병의 예방과 치료 특정 작용 '공명 흡수'
	- 의류, 램프, 매트, 스탠드, 찜질기, 패드 등 다양
	- 인체 착용이 가능한 다양한 의류와 일상 생활속의 용품이 가장
	  효과적 : 일과 운동, 휴식, 수면, 24시간 착용, 365일 가능,
	  합리적 비용

여기서 말하고자 하는 방식은 복사에 의한 열에너지 전달이다. 복사는 열원으로부터 전자기파를 통해 직접 물체에 열이 전달되는 현상이다. 태양열이 지구로 전달되는 방식이 바로 복사다. 전자파인 적외선은 복사 방식으로 열에너지를 전달하는데, 그 복사의 속도는 빛의 속도다. 게다가 빛과 같은 모양으로 열원에서 직진하므로 반사판 사용으로 그 전달 방향을 바꿀 수도 있다. 이런 원리를 이용한 것이 원적외선 사우나다. 우리가 겨울날 창 너머로 일광욕을 즐길 수 있는 것도 다 적외선 덕분이다. **농작물 온실 재배도, 태양열 온수기도 적외선이 있어서 가능한 것이다. 적외선 중에서도 근적외선이 아니라 원적외선이**

질병의 예방과 치료에 특효를 보이는 것은 '공명 흡수' 때문이다. 적외선 스펙트럼이 나타나는 파장 영역이 적외선 범위의 약 0.7 μm(마이크로미터)에서 1,000 μm(마이크로미터)=1mm(밀리미터) 사이이다, 공명흡수 작용으로 물과 분자 운동을 일으키는 원적외선 파장대 5 μm에서 12 μm에 집중되어 있고 이 범위에서 유기물 내부와 외부에 온도 상승이 일어난다. 원적외선은 인간의 피부나 물체에 흡수되어 열을 발생시킨다. 파장과 에너지는 반비례 관계에 있다. 즉, 파장이 길면 에너지가 낮고, 파장이 짧으면 에너지가 높다는 것이다. 참고로 에너지(E)는 플랑크 상수(h)와 진동수(ν)를 이용하여 E = h ν 로 계산된다. 진동수(ν)와 파장(λ)은 서로 반비례 관계에 있다. 즉, ν = c/ λ (여기서 c는 빛의 속도)로 파장이 길어지면 진동수는 낮아지며, 에너지는 낮아진다. 근적외선 영역에서의 흡수는 거의 없다.

태양광선의 전자기파

햇빛은 태양에서 나오는 전자기파다. 햇빛은 태양이 발산하는 수많은 전자기파 중 눈이 감지할 수 있는 가시광선 영역의 빛만을 의미하며, 그에 비해 햇볕은 태양이 비추면서 달궈지는 뜨거운 기운, 즉 피부로 느낄 수 있는 적외선 영역의 파장을 일컫는다. 이런 광선이

관측되는 시간이 낮이고, 관측되지 않는 시간이 밤이다. 밤에 비치는 달빛도 스스로 발광하는 것이 아니라 태양광이 달에 반사되어 비치는 빛이므로 엄밀히 말하면 달빛도 태양이 내뿜는 햇빛이다.

햇빛은 지구 시스템에서 가장 많은 양을 차지하고, 다양한 날씨 변화 등에 영향을 미치는 에너지원으로 지구상의 거의 모든 생명 활동에 관여한다. 인간이 현대에 사용하는 에너지는 대부분이 햇빛을 기반으로 한다. 석유, 석탄 등의 화석연료는 햇빛으로 살아갔던 고대 생물의 잔해다. 또 파도와 바람, 물의 순환, 해수 온도 차 등 친환경 신재생에너지도 근간은 햇빛이다.

태양광선은 여러 전자기파로 이루어졌으며, 그중에서 햇빛은 인간의 눈에 보이는 가시광선이 부분이다. 가시광선은 340~760㎚(나노미터)의 파장으로 이루어지며, 이 파장은 광합성 유효방사로 식물이 광합성을 효과적으로 할 수 있게 한다.

대기 중에서 자외선은 대부분 오존층에 흡수되고, 적외선은 이산화탄소와 수분에 흡수되므로 대기를 통과한 태양광선은 주로 가시광선이다. 가시광선 가운데 특히 660~730㎚(나노미터)파장의 적색 광선은 식물의 형태와 생리를 결정하는 데 중요한 역할을 한다.

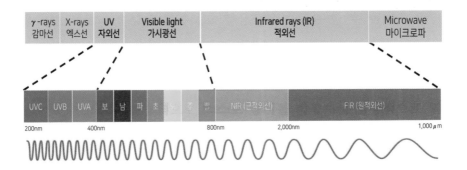

자외선의 붉은색에서 벗어난, 전달 열선=원적외선vs근적외선

광물의학, 미네랄은 인체의 반도체

광물은 우리 몸의 생리학적 기능을 유지하고 건강을 유지하는 데 중요한 역할을 한다. 노벨의학상 수상자 알렉시스 카렐 박사는 "우리 생명의 근원은 토양"이라고 했다. 토양은 곧 광물이고, 우리는 광물에서 인체의 반도체라고 여겨지는 미네랄을 섭취한다.

[지구의 구성과 사람의 구성]

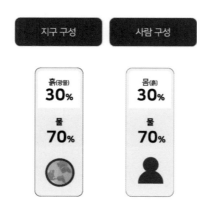

비타민을 신봉하던 미국 사회에 경종을 울린 영양소가 바로 미네랄이다. "미네랄이 부족하면 비타민도 쓸모 없다"는 것이다. 그런데 세계 인구의 3분의 1이 미네랄 결핍에 시달리고 있다. 이런 미네랄 결핍은 신체 발육 부진은 물론 지능지수까지 낮추고 있다는 실험 결과가 있다. 미네랄은 에너지를 전달하는 생명의 꼭짓점이다.

광물은 우리 몸의 기능을 유지하고 건강을 지키는 데
핵심 역할을 한다. 이러한 광물을 균형 있게 취함으로써
건강을 유지하고 다양한 질병을 예방할 수 있다.
의학 분야에서는 광물의 부족을 보충하고, 질병 예방 및
치료에 활용하여 건강을 지키는 데 큰 역할을 한다.

[지구와 인체 미네랄 구성 요소]

지구 구성 주요 8대 원소

Ca 칼슘	Mg 마그네슘	K 칼륨	Na 나트륨	Si 규소
Al 알루미늄	Fe 철	O 산소		

인체 구성 주요 11대 원소

Ca 칼슘	Mg 마그네슘	K 칼륨	Na 나트륨	P 인
Cl 염소	S 황	O 산소	C 탄소	H 수소
N 질소				

인체 구성 주요 15대 미량원소

Fe 철	Si 규소	Al 알루미늄	Cr 크롬	Cu 구리
Mn 망간	Mo 몰리브덴	Se 셀레늄	Zn 아연	F 불소
I 요오드	B 붕소	N 질소	V 바나듐	Co 코발트

3장 새롭게 뜨는 원적외선과 생체 전기 건강법

[광물의학의 결정체, 미네랄의 효능]

종류	효능	내용
칼슘	뼈 건강과 근육 기능 강화, 심혈관 질환 예방	뼈와 치아 형성, 근육 수축 및 신경 전달에 관여한다. 부족하면 골다공증과 같은 뼈 질환의 위험이 증가한다. 혈액 동맥벽의 수축이완 조절로 혈압 유지에 기여한다.
철	헤모글로빈 형성, 혈중 산소 운반, 면역 체계 강화	산소를 폐에서 다른 부분으로 운반한다. 철 결핍은 빈혈의 주요 원인이다. 면역세포의 기능을 향상하고 항염작용을 한다.
마그네슘	에너지 생산, 근육과 뇌 기능 강화	ATP(아데노신3인산) 생성에 관여하며, 근육 수축 및 이완에 관여하여 운동 능력을 유지한다. 뇌의 신경 전달에 필요하며, 뇌 기능을 개선하고 스트레스를 해소한다.
아연	면역 체계 지원, 상처 치유	면역세포를 활성화하고 감염에 신속하게 대응한다. 세포분열과 상처 치유를 지원하며, 피부 건강에도 좋다.
셀레늄	항산화 작용, 갑상선 기능 조절	세포를 보호하고 자유 라디칼을 제거하여 산화 스트레스를 감소시킨다. 갑상선 호르몬의 생성과 대사에 관여한다.
칼륨	혈압 조절, 신경 전달과 근육 기능 강화	나트륨과 균형을 이루어 혈압을 조절하고 심혈관 건강을 지원한다. 신경세포 활성화와 근육 기능 강화를 돕는다.
요오드	갑상선 호르몬 생성, 성장 및 발달에 관여	갑상선 호르몬의 합성에 필요하며, 갑상선 기능을 유지하는 데 중요한 역할을 한다. 신생아 뇌 발달에도 영향을 미치며, 성장에 필수적이다.
망간	뼈 형성, 항산화 작용	뼈의 형성과 뼈 조직의 유지에 필요하며, 골다공증을 예방한다. 항산화 작용을 통해 세포를 보호하고 염증을 감소시킨다.
구리	철의 이용 촉진, 조직 구조 유지	철의 흡수와 전달을 도와 혈중 산소 운반에 기여 한다. 피부, 연골, 뼈 등 다양한 조직의 형성과 유지에 필요하다.

적외선의 종류와 활용

　　적외선은 전자기 스펙트럼에서 가시광선과 마이크로파 사이의 전자기파로 가시광선보다 파장이 길며 진동수가 더 낮다. 넓은 의미에서는 빛이지만 인간의 눈에 보이지는 않는다. 자외선과 반대로 가시광선 영역에서 빨간색 쪽으로 벗어나므로 적외선으로 불린다. 자외선과 마찬가지로 이 영역대를 보거나 감지할 수 있는 동물도 있다. 적외선은 파장이 길어 에너지가 낮은 편이어서 자외선처럼 화학적·생물학적 반응은 잘 일으키지 못하고 주로 열을 전달하기 때문에 열선이라고도 한다. 적외선의 파장 범위는 0.70~1,000 μm(=1 ㎜)으로 측정되지만, **인간이 가진 눈의 특성에 따라 가시광선에 아주 가까운 짧은 파장의 적외선은 볼 수도 있지만, 대개는 눈에 보이지 않는다.**

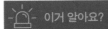

적외선의 종류와 역할 및 활용

종류	근적외선(NIR)	약 0.7mm~1.5 μm 파장으로 통신, 의료 진단, 광학 장치 등에 사용		
	중적외선(MIR)	약 1.5 μm~0.5 μm 파장으로 화학 분석, 적외선 분광법 등에 활용		
	원적외선(FIR)	약 0.5 μm~1,000 μm(=1mm) 파장으로 열 카메라, 온도 측정, 의료 치료 등에 활용		
역할 및 활용	역할	열을 전달하는 데 탁월하여 난방 시스템이나 물체의 온도 측정에서 널리 사용		
	활용	의료건강	의료기기 활용, 혈액순환 촉진, 근육 통증 완화, 세포 회복 촉진 등 의료건강 분야에 폭넓게 사용	
		통신기술	리모컨과 같은 무선 통신 기기에서 데이터를 전송하는 데 사용	
		물질분석	적외선 분광법을 통해 다양한 물질의 성분을 분석할 수 있어서 화학, 약학, 환경 과학 등 다양한 분야에서 응용	
		안전보안	적외선 카메라는 어두운 환경에서도 물체를 식별할 수 있으므로, 보안 및 감시에 널리 사용	

원적외선과 자율신경

우리 몸이 안정과 휴식을 취하는 상태일지라도 심장 박동과 박동 간의 간격은 일정하지 않고 조금씩 미세하게 변화한다. 건강한 사람에게서 더욱 뚜렷한 이러한 변화는 인체의 조절 기능을 반영하는 것으로, 조절능력이 뛰어난 인체는 심장 박동이 체내의 혈압, 체온, 혈중 산소 농도 등에 민감하게 반응하여 신속하게 생리의 균형을 이룬다.

심장 박동은 외부 환경의 변화에 대응하여 체내 항상성을 유지하기 위해 끊임없이 변동하는데, 변동을 정량화한 것을 심박변동이라고 한다. 이런 심박변동을 이용하여 자율신경의 활동을 측정할 수 있을뿐만 아니라 탁월한 재현성과 신뢰성으로 인해 연구가 더욱 활발해지고 있다. 이런 심박변동을 이용한 자율신경계 기능 분석에는 주파수 영역에서의 전력 스펙트럼에 따른 분석과 시간 영역에서의 통계적인 해석에 따른 분석이 있다. 심박변동의 전력 스펙트럼에는 3가지 주기 성분이 있다.

첫째는 호흡활동과 관련되어 있으면서 0.2~0.4Hz에 존재하는 고주파(HF) 성분, 둘째는 혈압 조절과 관련되어 있으면서 0.1Hz 부근에 존재하는 저주파(LF) 성분, 셋째는 체온조절과 관련된 초저주파(VLF) 성분이다.

이런 주기 성분은 신체 내외적인 환경 변화에 따라 변동하며, 이런 변동은 심혈관계 조절에서 중요한 역할을 하는 자율신경계의 활동을 반영한다.

일반적으로 저주파 성분은 혈압 조절을 맡은 압수용체 반사와 관련되며 주로 교감신경의 활동 정도를 나타낸다. 압수용체는 자율신경계 내 혈압에서 파생된 정보를 전달하는 일종의 기계 수용체이다. 반면에 호흡과 관련된 고주파 성분은 부교감신경 중에서 특히 미주신경의 활동 정도를 나타낸다. 미주신경은 12쌍의 뇌 신경 중 10번째로 심장, 폐, 부신, 소화관 등의 무의식적인 운동을 조절하는 자율신경계 부교감신경 가지의 중요한 구성 요소이다.

부교감신경의 활동과 원적외선의 온열 효과

부교감신경의 활동과 원적외선의 온열 효과가 긴밀한 연관성을 맺고 있다는 사실이 밝혀지면서 원적외선의 전자기파를 활용한 건강 제품과 의료 기기의 개발이 활발하게 이뤄지고 있다. 원적외선 복사 에너지는 생물학적 효과와 밀접하게 관련되었는데, 특정한 파장과 일정한 광량을 지닌 원적외선 복사 에너지를 인체에 투사시키면 피부에 흡수된 열에너지가 피부의 수용기를 자극하여 인체에 좋은 영향을 미친다는 것이다.

이런 원적외선의 복사 특성에 따른 열에너지 이동의 효율성이나 신속한 가열성이 더욱 주목받게 되면서 건강 관련 산업과 헬스케어 용품 등 우리 생활 전반에서 활용도가 높아지고 있다.

원적외선이 인체에 미치는 영향

지구의 모든 생물계는 태양을 에너지원으로 탄생하고 성장하는데, 인간도 예외는 아니다. 우리 인체의 피부 복사 파장(8~14μm)은 원적외선의 파장(7~14μm)과 거의 일치한다. 이런 덕분에 인간은 태양 에너지를 최대한으로 사용해 왔으며, 앞으로 그 사용 범위가 더욱 커질 것으로 보인다.

이로써 인체는 대기로부터 복사된 원적외선 영역의 에너지를 반사하지 않고 거의 모두 흡수한다는 사실을 알 수 있다. **인체가 가장 기분 좋은 온도 감각의 원적외선 파장을 흡수하여 혈액순환 및 신진대사 그리고 각종 호르몬 분비 촉진, 신경계 및 경락체계 그리고 물 분자의 활성화를 통해 질병의 예방과 치유에 효능이 뛰어나다는 것이 밝혀졌다.**

인체 표면에 복사되는 17~30μm 파장의 에너지 가운데 46%인 8~14μm 파장의 원적외선이 인체에 흡수되면 유기체 화합물의 흡수 스펙트럼과 일치하고 인체가 요구하는 파장에 해당하므로 피부가 편안하고 몸이 기분 좋은 온도 감각을 유지하면서 신진대사가 활발해진다. 원적외선의 피부 흡수는 강력한 체내 침투력으로 인해 4~5cm까지 도달하므로 표피가 10μm 이하인 얇은 부위에서는 모두 흡수되고 그 이후부터는 분자운동의 에너지 전달력에 따라 체내 깊이까지 영향을 미친다.

인체는 대기로부터 복사된 원적외선 영역의 에너지를
반사하지 않고 거의 모두 흡수한다는 사실을 알 수 있다.
인체가 가장 기분 좋은 온도 감각의 원적외선 파장을
흡수하여 혈액순환 및 신진대사 그리고 각종 호르몬
분비 촉진, 신경계 및 경락체계 그리고 물 분자의 활성화를
통해 질병의 예방과 치유에 효능이 뛰어나다는 것이
밝혀졌다.

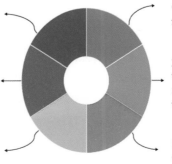

원적외선의 6대 작용(신소재 셀텀의 효과)

온열작용
체온을 적정 온도로 유지,
신체 표면 온도보다 체내
온도를 따뜻하게 함

공명작용
인체의 각종 영양을 분해
하여 영양의 균형을 유지

중화작용
노폐물 배설 촉진 및 불쾌
한 체취 중화

자정작용
혈액순환을 촉진시켜 조
직 재생력이 증가하면서
혈관 내 혈전을 분해

숙성작용
인체의 성장 & 재생을 촉진

건습작용
인체에 적정수분을 유지

원적외선에 따른 자율신경의 강화 효능

사실 암은 유전성이 강한 질병이라고 알려졌지만, 최근의 연구로 밝힌 바로는 암 발생 원인의 90%가 오염된 환경이고 체질이나 유전이 원인인 경우는 10%에 불과하다.

특히 인체의 내장 환경이 갈수록 더 심하게 오염되면서 암 발생률도 높아졌다. 설령 우리 몸에 발암 물질이 있더라도 면역력이 강하고 신체 상태가 좋을 때는 암에 걸릴 확률이 크게 낮아진다.

임상적으로는 지름 5~10mm 정도의 암은 조기 발견하면 치료할 수 있다고 하지만, 하나의 세포가 지름 5~10mm의 암세포로 변하기까지는 10년이나 걸린다니 아무리 조기 발견이라 해도 이미 상당히 진행된 암을 발견하게 되는 셈이다.

이런 의미로 암은 치료가 아니라 예방하는 병이라고 해도 과언이 아니다. 암은 일단 발병하면 항암제로 혈액이나 림프액 중의 암세포를 아무리 강하게 공격해도 치유되기 어려울 뿐만 아니라 위암의 경우 위를 절제해도 간이나 폐와 같은 다른 장기로 전이되기 쉬워 치료율이 극히 낮을 수밖에 없다.

암을 예방하려면 무엇보다 장내 환경을 최상의 상태로 정비하여 유지하는 것이 중요하다. 그러려면 내장의 작용을 조절하는 자율신경이

건강한 상태로 유지되어야 한다. 자율신경의 기능이 저하되거나 제어 시스템에 혼란이 생기면 질병에 대한 장기의 저항력이 떨어진다.

그러므로 **자율신경을 최적의 상태로 유지하는 것이 최고의 질병 예방책인데, 그 가운데 가장 유력한 방법이 원적외선 요법이다. 최근의 연구에 따르면 원적외선이 간의 작용을 강화함에 따라 발암 물질을 억제하는 것으로 밝혀졌다.**

간은 해독, 호르몬 조절이라는 중요한 역할을 한다. 우리 몸에는 영양분이 들어오면서 온갖 독소도 섞여 들어오기 마련인데 그로 인해 독소가 온몸에 퍼지지 않도록 간에서 해독을 한 다음에 내보내는 것이다. 간의 이런 해독 기능이 저하되면 독소로 인해 우리 몸 곳곳에서 병증이 나타날 수밖에 없다.

또한 **원적외선에 따른 자율신경의 강화는 위장을 비롯한 소화기계의 기능을 높여 각종 질병을 예방한다. 소화기계의 기능이 저하되면 변비를 일으키기 쉬운데, 변비가 심해지면 뱃속에 모인 유독가스가 간에 흡수되면서 간은 계속해서 자가중독을 일으킨 나머지 피로가 쌓이고 극심해져 몸속으로 유입되는 다른 유해물질의 독소를 해독하지 못하게 된다.** 그래서 변비가 심한 사람은 직장암에 걸리기 쉽다. 이처럼 간은 인체의 종합화학 공장으로 불릴 만큼 수백 종류의 화학반응을 전담하여 처리하기 때문에 무엇보다 건강한 자율신경이 요구된다.

그러므로 신경계의 건강을 지키는 것이 기본이라고 할 수 있다. 외부 환경으로부터 받은 자극을 신체 표면의 말초신경이 받아들여 신경 경로를 통해 뇌의 중추에 전달하면 우리 몸은 그에 따라 환경에 적합하게 반응한다. 손끝에 차가운 자극을 가하면 손끝의 혈액 흐름이 급격히 떨어지는데 뇌 중추가 차가운 자극에 반응하여 혈관의 수축을 일으키도록 작용한다.

신경계의 작용은 여기에 그치지 않는다. 신체 각 기관에 혈관을 통해 공급되는 영양분의 배분을 조절하고 제어하는 역할도 한다.

신경계는 중추신경계와 말초신경계로 나뉘는데, 그중 말초신경계는 의식 기관인 체성신경계와 무의식 기관인 자율신경계로 나뉜다. 자율신경계는 다시 낮의 신경인 교감신경과 밤의 신경인 부교감신경으로 나뉜다. 교감신경과 부교감신경, 이 두 신경은 양과 음의 관계로 내장의 작용을 조절한다.

바로 원적외선의 온열 효과가 자율신경계의 균형을 잡아줌으로써 우리 몸은 음양의 조화가 잘 이루어져 건강을 유지하게 되는 것이다.

원적외선의 치유 효능

태양광선은 빨강, 주황, 노랑, 초록, 파랑, 남색, 보라의 7색으로 이루어진 가시광선 및 적외선, 자외선, X선 등의 비가시광선으로 구성되어 있다.

이 가운데 적외선은 0.56~1,000μm 파장 범위의 빛을 가리키고, 원적외선은 적외선 중 파장 약 25μm 이상의 파장을 가리킨다.

적외선은 가시광선보다 파장이 길어서 눈에 보이지 않고 강한 열작용을 하며 침투력이 강하다. 인체에 가장 기분 좋은 느낌을 주고 온열효과도 매우 뛰어나다. 이런 적외선은 원자단이나 분자의 회전 및 진동 운동 에너지 영역에 해당하며 원소의 종류, 분자의 크기, 그 배열 상태 및 결합력의 차이 등에 따라 고유한 진동과 회전 주파수를 갖는다.

특히 **원적외선은 유기화합물 분자에 대한 공진 및 공명작용이 강한 특성을 살려 다양한 헬스케어 분야에 활용된다.**

사실 우리 선조들은 원적외선이 발견되기 이전, 그러니까 원적외선이라는 말 자체가 없을 때부터 우리 일상생활에 원적외선을 이용해 왔다. 아궁이에 불을 지펴 방구들을 데우는 온돌방, 숯불과 돌판을 이용해 음식을 만드는 요리, 배가 아플 때 돌이나 기와를 따뜻하게 만들어 배를 따뜻하게 하는 것 같은 민간요법도 원적외선을 이용한 것이다.

[원적외선의 특징]

원적외선은 자외선이나 가시광선에 비하여 대기 중 미립자에 반사되거나 산란을 일으키는 일이 드물다. 원적외선은 파장이 긴 편인데 빛은 일반적으로 파장이 짧으면 잘 반사되고, 파장이 길면 잘 반사되지 않는다. 그 대신 원적외선은 물체에 도달했을 때 잘 흡수되는 성질이 있다. 이러한 이유로 원적외선은 방해를 받지 않고 공기를 수월하게 통과한다. 원적외선은 물체의 온도 반사로 인해 발생하는데, 원적외선 방사체는 재질이나 상태에 따라서 각기 다른 방사 특성을 가지며, 방사체 표면 상태에 따라 방사율 차이가 생긴다.

원적외선은 복사열을 통해 이동하는데, 복사는 열이 대류를 통하지 않고 직접 다른 물체와 닿아 이동하는 것을 말한다. 원적외선은 피부를 뚫고 조직으로 직접 투사되므로 훨씬 편하게 오랫동안 온열 효과를 유지할 수 있다. 원적외선은 그만큼 침투력이 뛰어나 물체에 닿으면 깊숙이 파고들며 물체의 분자를 공진시켜 자기 발열을 일으킨다. 그래서 인체에 원적외선을 착용하면 미세 혈액순환이 활성화되어 면역이 증진된다.

[원적외선의 작용]

피부를 통해 몸속 깊숙이 침투한 원적외선은 열을 전달할뿐만 아니라 신진대사를 촉진하여 몸에서 열이 발생하도록 한다. 원적외선은 피하 30~50mm까지 파고들어 피부와 근육, 혈관, 신경을 비롯한 모든 세포에 온열 효과를 미친다. 이런 온열작용은 각종 질병의 원인이 되는 유해성분을 없애는 데 큰 도움을 주고, 모세혈관을 확장해 혈액순환과 세포 조직을 활성화한다.

원적외선이 세포에 닿으면 세포를 구성하는 수분과 단백질 분자를 1분에 2,000회 이상 미세하게 흔들어 굳어 있던 세포 조직을 활성화한다. 이처럼 세포 조직에 투사된 원적외선은 분자의 운동에너지를 증대하고 체온을 상승하며 혈관을 확장하고 신진대사를 촉진한다.

이런 온열작용은 노화 방지와 더불어 만성피로와 각종 성인병 예방에 효과적이다. 또 근육통, 요통, 어깨결림, 관절통 등의 통증을 줄이고 조직을 부드럽게 해 손상된 조직의 치유를 돕는다. 그 밖에도 중금속 제거, 숙면, 탈취, 항균, 곰팡이 번식 방지, 제습, 공기정화, 생물의 생육 촉진, 에너지 절약 등에도 뛰어난 효과를 발휘한다.

특히 원적외선을 이용한 건강 셀텀 의복은 다른 발열 기구를 이용했을 때에 비해 맥박이 덜 상승하기 때문에 임산부, 고혈압 및 심장병 환자, 몸이 허약한 사람도 안전하게 착복할 수 있다.

[원적외선의 온열 효과]

원적외선의 온열 효과는 몸을 따뜻하게 하여 건강을 지키는 데 큰 도움을 준다. 원적외선의 온열 효과로 몸속이 따뜻해지면 혈액 속의 백혈구와 혈색소가 대폭 늘어난다. 몸속의 혈액이 풍부해지면서 모세혈관이 확장되고 혈액순환이 촉진되어 영양분이 몸 구석구석까지 잘 전달되고 노폐물도 몸 밖으로 배출된다. 따라서 원적외선의 온열작용을 이용하면 면역력이 강해지고 피로 해소 기능이 좋아지며 전체적으로 건강한 체질이 된다.

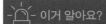 이거 알아요?

원적외선 온열작용의 질병 예방 및 치유 효능

혈액순환 촉진	혈관의 이완 및 확장으로 혈류량을 효과적으로 늘려주기 때문에 체온을 따뜻하게 올려주고 혈액순환을 촉진하여 질병을 예방한다.
근육통 완화	근육을 이완시켜 주고 젖산 및 염증 성분의 배출을 돕는다.
심신의 안정화	광전효과로 인해 인체 대사율이 높아지고 심신의 피로가 자연스럽게 풀리면서 자율신경의 안정으로 몸이 편안해진다.
피부미용 효과	진피층에 쌓인 노폐물을 효과적으로 배출시키고 피지의 배출을 도와 피부층 탄력을 높여 준다.

면역력 증진	온열작용으로 항균 능력이 강화되어 면역력 증진에 효능을 보인다.
습도 조절 효과	온열작용은 천연 가습기 효과를 내므로 기관지 건강을 도와 천식 치유에 효능을 보인다.
암세포 억제	온열작용은 체내 염증 수치를 전체적으로 낮춰 암세포 증식을 억제한다. 꾸준하게 원적외선을 쬐면 유해균 증식을 줄여 암 예방에 탁월한 효능을 보인다.
중금속 배출	온열작용은 체내 독소 및 노폐물과 함께 중금속도 배출한다.
시력 유지 효과	안구의 망막 충혈을 풀어주고 황반변성을 막아 시력 유지에 도움을 준다.
피로 해소 효과	온열작용은 신진대사율을 높여 피로를 빠르고 효과적으로 해소한다.
그 밖의 효과	스트레스와 만성 설사 치유에 효능이 있으며, 안면 신경마비 회복과 통증 치유에도 뛰어난 효능을 보인다.

원적외선이 세포에 닿으면 세포를 구성하는 수분과
단백질 분자를 1분에 2,000회 이상 미세하게 흔들어
굳어 있던 세포 조직을 활성화한다.
이처럼 세포 조직에 투사된 원적외선은 분자의
운동에너지를 증대하고 체온을 상승하며 혈관을
확장하고 신진대사를 촉진한다.

모든 생명체는
생체 전기가 흐른다 ·

모든 생명체의 몸은 발전소

생체 전기는 생물체의 몸속에서 발생하는 미세한 전기를 일컫는다. 모든 전기에너지는 전위와 전기를 띤다. 생체 전기도 마찬가지인데, 생체 전기는 여러 생물학적 과정으로 생겨나는 미세한 에너지다.

생체 전기는 동물뿐 아니라 수생생물인 조류에서 대장균에 이르기까지 모든 생명체에 존재하는 것으로 밝혀졌다. 식물은 포식자가 나타나 방어가 필요하면 생체 전기를 이용해 몸 전체 곳곳에 경고 메시지를 보내고, 효모나 곰팡이 또는 버섯 같은 균류는 미세한 덩굴손으로 좋은 먹이를 감지하면 생체 전기 신호를 통해 서로 소통하며 정보를

공유한다. 박테리아는 자신이 속한 군집을 항생제 내성으로 가진 군집으로 성장시킬지 하는 것을 결정할 때 생체 전기 신호를 이용한다. 심지어 원생동물 같은 미세한 유기체도 생체 전기 신호를 통해 의사를 소통하는 것으로 알려졌다.

우리 인체는 생체 전기를 신경계에서 정보를 교류하는 데 쓰고, 인체의 장기도 전기자극을 통해 저마다 제 역할을 한다.

이렇듯 생명체 내에서 흐르는 자연 발생적인 전기, 즉 생체 전기는 인류(신경계)가 존재하기 전부터 존재해 온 것으로 밝혀졌다. 전기는 최초의 돌연변이 어류가 상륙하기 전부터 생명체 안에서 흘렀다. 모든 생명체 안에서 가장 먼저 발생한 것이 생체 전기라는 사실로써 우리 몸은 전기자극으로 활동한다는 것이 밝혀졌다.

생명체의 몸속에서 일어나는 생체 전기는 전자의 흐름이 아니라 칼륨 이온, 나트륨 이온, 칼슘 이온과 같이 대개 양전하를 띤 이온의 활동으로 생성된다. **우리 몸의 지각운동, 인지작용은 뇌 및 뇌 내부와 모든 장기 사이의 신경계에서 이런 이온들이 활동하면서 생성되는 신호 시스템으로 이루어진다.**

우리 몸이 지각하고 인지하고 운동하는 모든 작용이 이 신호 시스템에 의존한다. 가령, 넘어졌을 때 무릎이 다쳐 아프거나 살갗이 긁혀 피가 났다가 아무는 것 등이 모두 이 신호 시스템으로 인한 작용이다. 또 음식을 먹을 때 뜨겁다거나 차갑다거나 하는 감각, 사탕을 먹을 때 달콤하다고 느끼는 맛, 목마를 때 물을 마시면 시원하다는 느낌 등도 모두 이 신호 시스템으로 인한 작용이다.

우리가 사용하는 전기가 발전소에서 만들어지듯이 생명체의 몸도 발전소 역할을 한다. 인체로 말하면, 그것을 구성하는 수십조 개의 세포 하나하나가 모두 미세한 전압을 가진 작은 배터리라고 할 수 있다.

세포가 쉴 때 세포 내부의 전압은 세포 외부보다 70mV 정도 음전하를 띤다. 이 상태를 유지하기 위해 세포는 세포막을 통해 이온들을 끊임없이 유입시키거나 유출 시킨다. 70mV 정도는 보청기에 공급하는 전력에 따른 전압의 1,000분의 1에 불과하므로 별 차이가 아니라고 생각할 수도 있겠지만, 뉴런의 차원에서 보면 작은 차이가 아니다.

생체 전기는 동물뿐 아니라 수생생물인 조류에서 대장균에
이르기까지 모든 생명체에 존재하는 것으로 밝혀졌다.
식물은 포식자가 나타나 방어가 필요하면 생체 전기를
이용해 몸 전체 곳곳에 경고 메시지를 보내고,
효모나 곰팡이 또는 버섯 같은 균류는 미세한 덩굴손으로
좋은 먹이를 감지하면 생체 전기 신호를 통해 서로
소통하며 정보를 공유한다. 박테리아는 자신이 속한 군집을
항생제 내성으로 가진 군집으로 성장시킬지 하는 것을
결정할 때 생체 전기 신호를 이용한다. 심지어 원생동물
같은 미세한 유기체도 생체 전기 신호를 통해
의사를 소통하는 것으로 알려졌다.

신경전달물질과 뉴런

인체의 화학 메신저로 알려진 신경전달물질은 신경계에서 뉴런과 뉴런 사이나 뉴런과 근육 사이의 메시지를 전달하는 천연 화학 물질이다. 뉴런은 신경섬유를 따라 전기 신호를 보내고 뉴런과 뉴런 사이의 시냅스는 신경전달물질로 연결하여 뇌 신경 회로망을 만든다. 신경전달물질은 뉴런에 촉진제, 억제제, 조절제의 3가지 방식으로 작용한다.

신경전달물질 대부분은 작은 아민 분자이거나 아미노산이거나 신경 펩타이드이다. 지금까지 알려진 신경전달물질은 12개 정도의 아민이나 아미노산 분자와 100여 개의 신경 펩타이드가 있다. 주요 신경전달물질에는 말초신경계에서 운동 뉴런과 자율신경 뉴런의 메신저 역할을 하며 중추신경계에서는 인지기능에 중요한 역할을 함과 동시에 알츠하이머 치매에도 관련이 있다고 알려진 아세틸콜린, 중추신경계에서 중심적인 흥분성 신경전달물질로 중추신경계의 15~20%를 차지하는 글루타메이트, 뉴런의 지나친 활동을 억제하여 불안·의기소침·두려움·스트레스 등을 해소하는 가바(GABA), 성취감을 느낄 때 쾌감을 주는 신경전달물질로 의욕이 지나쳐서 과다 분비되면 에너지 고갈로 일찍 죽을 수 있고 적게 분비되면 파킨슨병이나 치매에 걸릴 수 있다고 하는 도파

민, 대사작용과 체온조절 그리고 수분조절을 담당하는 히스타민, 감동했을 때 기쁨을 느끼게 하고 노화를 방지하며 면역력을 높여주는 신경전달물질로 모르핀의 5~6배나 진통 효과가 있는 대신에 운동 중독을 일으키기도 하는 베타 엔돌핀, 마음의 평화를 주는 신경전달물질로 장에서 90%가 분비되고 뇌에서는 10%만 분비되는 세로토닌, 화를 내거나 긴장할 때 분비되는 노르아드레날린, 공포를 느낄 때 분비되는 아드레날린 등이 있다.

우리 뇌에는 860억 개의 뉴런이 있는데, 이 뉴런 대부분은 척추를 따라 심장, 근육, 피부, 이목구비, 장 등 신체 각 부위로 뻗어 나가 동작하고 감지하는 등의 다양한 일을 한다. 뉴런마다 4개의 미토콘드리아가 들어있어서 신경전달물질을 만드는 핵심 원료인 콜린을 분리한다. 이 콜린이 부족해지면 신경전달물질의 공급 부족으로 뇌에 이상이 온다. 아세틸콜린만 부족해도 기억력이 저하되고, 우울증이 발생하며, 알츠하이머 치매에 걸린다. 이런 작용도 모두 생체 전기 신호와 연관되어 있다.

신체 세포와 전기 신호

우리 몸의 신경 자극이 신경섬유를 타고 전달되는 동안 뉴런에서는 통로들이 열리면서 전하를 띤 수백만 개의 이온이 그 통로들을 통해 세포 안으로 유입되고 세포 밖으로 유출된다. 전하가 이처럼 대규모로 이동하면서 발생하는 전기장은 미터당 100만 V에 이른다.

우리 신체가 외부에서 이 정도 세기의 전압, 아니 그 100분의 1세기의 전압에만 노출되어도 살아남을 수 없다. 그런데 인체 내부의 뉴런은 상시로 이 정도 세기의 전압에 노출되어 활동한다.

이런 생체 전기는 뇌에만 존재하는 게 아니다. 장기간의 연구를 통해 생체 전기 신호는 지각과 운동을 담당하는 세포뿐 아니라 신체의 모든 세포에 의해 전달된다는 사실이 밝혀졌다.

피부 세포도 모두 고유의 전압을 가지며, 이 전압들은 주변의 피부 세포가 지닌 전압과 결합해 전기장을 형성한다. 피부를 당겨서 전극을 연결하면 작은 전구를 밝힐 수 있다는 사실이 그것을 증명한다. 우리 몸이 상처를 입어 이런 전기장이 손상되면 우리는 곧바로 전기장의 손상을 느낄 수 있다. 잘못하여 혀나 뺨 안쪽을 깨물었을 때 드는 따끔한 느낌이 바로 전기장 손상에 따른 것이다. 전기장이 손상된 세포들이 주변의 세포들한테 도움을 청하는 신호를 보내는 과정에서 따끔한 느낌이 발생하는 것이다.

뼈와 치아를 구성하는 세포를 비롯하여 신체 조직의 안팎을 덮은 상피세포, 혈액세포에서도 전기가 흐른다. 그러니까 각각의 세포는 미세한 전압을 발생시켜 세포 내부에서 그리고 세포 안팎 사이에서 서로 소통하게 하는 미니 발전소라는 것이다.

과거 한때는 이런 비신경세포가 노폐물 처리나 에너지 같은 사소한 관리 작업을 위해서만 생체 전기 신호를 이용한다고 여겼다. 하지만 비신경세포가 자궁 내 태아의 팔다리나 코와 귀와 같은 신체 부위가 발달하는 과정에도 중요한 역할을 하는 등 훨씬 더 광범위한 일을 처리한다는 사실이 최신의 연구로 밝혀지고 있다. 이와 함께 생체 전기 신호 교란으로 발생할 수 있는 기형아 출산 문제 해결이나 암의 전이를 막을 방법 등도 연구되고 있다.

생체 전기의 작용과 힘

인체에서 뇌의 운동 담당 영역에 미세한 전기 충격을 가하면 뇌의 주의력과 집중력이 더 강화되어 화이트 컬러인 학자나 사무원이 일급 야전 전투 요원으로 변모할 수 있다는 것이 시험으로 증명되고 있다. 이런 원리로 **우리 몸속의 생체 전기로 인한 미세한 전기가 뇌 내 뉴런들의 연결성을 강화하여 동시에 더 많은 뉴런이 더 효율적인 신경 발화를 하도록 만들 수 있다는 것이다.**

뉴런의 동시 발화는 모든 학습의 기초이므로 전기장을 가해 뉴런의 발화 속도를 높이면 새로운 기술을 학습하는 속도가 획기적으로 빨라진다는 논리에 기초한 주장이다.

하나의 사례를 들면, 농구를 망친다는 비난을 들을 만큼 무적으로 군림해온 미 프로농구 골든스테이트 워리어스의 선수들은 실전에 나서기 직전에 가진 연습에서 늘 헤드기어를 착용했다. 이 헤드기어에는 전기장을 흘려 뇌 안의 뉴런들을 자극하는 장치가 부착되어 있었다. 미 국방성에서 비밀 프로젝트에 사용한 수천만 원짜리 두뇌 능력 강화 프로그램 헤드기어가 아니라 기껏 수십만 원짜리 헤드기어에 불과했지만, 정신력을 증강하고 싶어 하는 운동선수들이 즐겨 쓰는 헤드기어다. 그런데 이 헤드기어를 미국 올림픽 스키 선수들도 썼다는 사실이 알려지면서 '뇌 도핑' 의혹까지 받았다.

-🔔- 이거 알아요?

우리 몸이 하루에 생산하는 전기량

인체는 매일 적정량 이상의 생체 전기를 생산하고 소모한다. 그렇다면 생명 활동에 필요한 생체 전기를 인체는 하루에 얼마나 생산하고 얼마나 소모할까?

성인 1인이 1시간 휴식을 취할 때 전력으로 치면 대략 100~120W의 에너지를 사용한다. 이 가운데 뇌가 소모하는 에너지가 20~25W로 20%를 차지한다. 노트북 컴퓨터가 시간당 50W 안팎의 전력을 사용하는 것과 비교하면, 뇌는 노트북 컴퓨터의 40~50% 정도의 전기를 사용하는 셈이다. 그렇다면 인체가 하루에 사용하는 전기량은 2,400W 정도라고 볼 수 있다.

그렇다면 인체는 이 많은 전기를 어떻게 얼마나 생산할까? 숨을 쉬고, 심장이 뛰고, 혈액이 흐르는 등 인체에서 일어나는 생리현상은 생명을 유지하는 생명 활동에서 발생하는 에너지가 바로 생체 전기다. 생명 활동의 가장 좋은 예는 '체온'이다. 인간이 생활하기 좋은 온도는 여름이 26℃, 겨울이 18~20℃ 정도가 평균이라고 할 수 있다. 그러나 체온은 항상 36℃ 안팎을 유지하므로 여름에는 10℃ 정도의 온도를 올리기 위해, 겨울에는 16~18℃ 정도의 온도를 올리기 위해 인체는 부지런히 활동한다.

이런 활동을 통해 올라가는 체온을 전기에너지로 환산하면 110~120W가 된다. 1시간을 걸으면 5.0~8W, 책을 보면 190W, 격렬한 운동을 하면 700W, 대화를 하면 0.3~0.4W, 잠을 자면 75W, 호흡을 하면 0.4W의 전기가 만들어지는데, 이 수치를 합하면 1,090~1,100W가 된다.

이 수치는 개인에 따라 차이가 있겠지만, 이 정도 전력이면 스마트폰을 400번 넘게 충전할 수 있고, 전구를 10개 이상을 켤 수 있다. 하지만 아직 밝혀지지 않은 전기 생산의 비밀도 많아서 실제로 인체가 하루에 얼마만큼의 전기를 생산하는지는 정확히 알 수 없다.

인체는 출생 때부터 5~6V의 전기를 자체 생산하지만, 노인이 되면 그 생산량이 2.5V 이하로 뚝 떨어진다. 인체 세포는 약 6개월을 주기로 생성과 소멸을 반복하는데, 새로운 세포를 만들려면 평소보다 3배 정도의 생체 전기가 더 필요하다. 이때 생체 전기가 부족하면 암에 걸릴 확률이 커진다.

인체의 어떤 기관이 상처를 받으면 그 부위는 전기저항이 높아져 전기가 적게 흐르게 되고, 그러면 근육이 수축하면서 혈류량이 줄어들며, 산소의 양도 줄어든다. 결국, 노폐물이 배설되지 않고 쌓여 질병을 일으킨다. 그런데 생체 전기 생산량마저 부족하게 되면 뇌에 이상 신호를 전달하지 못하는 곳이 늘어나면서 건강을 잃기 쉽다.

생체 전기를 연구하는 과학자들은 생물의 몸이 가진 다양한 전기적 특성의 집합을 흔히 '일렉트롬'(electrome)이라고 부른다. 최신의 연구 노력의 결과로 일렉트롬의 암호 해독이 가능하였고 그 암호를 직접 작성해 내는 방법을 알아내는 것도 시간문제일 것이라고 알려졌다.

오늘날 과학자들은 치유에서 재생과 기억에 이르기까지 모든 것을 담당하는 세포 내부의 전기 회로를 재조정할 수 있는 획기적인 방법을 찾고 있다. 가령, 건강한 세포가 암세포로 변하면 전기 신호도 따라서 급격하게 변화하는데 이 전기 신호를 정상으로 회복시킴으로써 암세포를 다시 건강하게 만드는 방법 같은 것이다.

또 일군의 과학자들은 뇌의 특정한 전기적 활동 패턴이 만들어 내는 특정한 감각 경험을 기록할 수도 있고 나아가 덮어쓸 수도 있다는 실험 결과를 바탕으로 실제 피부와 똑같이 느낄 수 있는 인공 피부를 만들기에 나서고 있다.

세포가 생체 전기를 통해 실제로 다양한 메시지를 전달할 수 있다면, 세포의 생체 전기 암호 해독과 암호 조작은 유전자 치료나 화학치료의 한계를 극복함으로써 의료의 일대 혁신을 일으킬 수 있다. 그렇게 되면 그 파장은 실로 엄청날 것이다. 천문학계에서 망원경을 발명한 사건만큼이나 엄청난 의학계의 지각변동이 일어날 게 분명하다.

모든 생명의 기본은 이온들을 분리하고 통과시키는 세포막에 있다. 거의 모든 세포가 이 자가 발전기를 가지고 있어서 전위차를 이용한다. 여기서 이온은 전하를 띤 입자, 즉 양전하 또는 음전하를 띤 원자다. 신체의 모든 세포는 유체로 둘러싸여 있는데, 인체의 60~70%가 물이라는 말도 여기서 나온 것이다. 세포외액으로 불리는 유체에 녹아있는 이온의 분포는 바닷물에 들어있는 이온의 분포와 흡사하다. 바닷물과 마찬가지로 세포외액에도 나트륨 이온과 칼륨 이온이 대량으로 들어있고 칼슘 이온, 마그네슘 이온, 염소 이온 등은 소량으로 들어있다. 전기 신호의 세포막 통과 여부는 신경세포 안팎에 존재하는 이 이온들의 농도에 따라 결정된다.

활동전위는 이온들의 농도 변화에 따라 발생한다는 것, 즉 신경섬유를 통한 전기 신호의 전달은 나트륨 이온과 칼륨 이온의 절묘한 농도 변화에 따른 것이다.

링거액의 비밀도 바로 여기에 있다. 이온들을 정밀하게 섞어 만든 이 링거액이 생체 기관의 활동 에너지가 되는 원리는 이 용액이 신경 임펄스가 신경을 타고 전달할 수 있게 하는 데 있다. 만약 이온이 없다면 신경 신호가 전달 할 수 없으므로 신체는 숨을 쉴 수도 없고, 음식을 삼키거나 소화할 수도 없으며, 심장도 뛰지 않게 된다.

모든 생명의 기본은 이온들을 분리하고 통과시키는 세포막에 있다. 거의 모든 세포가 이 자가 발전기를 가지고 있어서 전위차를 이용한다.
여기서 이온은 전하를 띤 입자, 즉 양전하 또는 음전하를 띤 원자다. 신체의 모든 세포는 유체로 둘러싸여 있는데, 인체의 60~70%가 물이라는 말도 여기서 나온 것이다.

생체 전기와 질병 치료

전기자극은 두뇌 능력 증강뿐 아니라 몸과 마음의 질병을 치료하는 데도 다양한 방식으로 사용된다. 파킨슨병 치료의 마지막 수단으로 여겨지는 뇌심부자극술은 동작 문제를 일으키는 뇌의 깊은 핵 부위에 미세한 전극을 끼워 넣어 증상을 완화하는 치료법이다. 이 치료법의 성공에 탄력을 받은 의학자들은 비만, 간질, 불안, 강박 같은 다른 질병에 대해서도 이 치료법을 적용하는 시험을 계속하고 있다.

-ϙ- 이거 알아요?

전기자극으로 잠든 뇌를 깨운 사건

심장 박동에서 전기가 핵심 역할을 하듯이 뇌에서도 전기가 중요한 작용을 한다. 인체는 미세한 전기 신호가 신경을 타고 흐르며 몸의 상태를 뇌로 전달하는데, 신체에 흐르는 전기는 수십 μA(마이크로 암페어) 수준의 미세전기, 즉 생체 전기다. 그러한 생체 전기와 유사한 크기의 미세전기를 상처에 흐르게 하면 세포가 활성화돼 치유가 빨라지고 통증이 조절되는 효과가 있다. 이런 사실은 여러 임상에서도 밝혀지고 있지만, 프랑스 연구팀은 15년이나 잠들어 있던 식물인간의 의식을 깨웠다. 프랑스 국립인지과학연구소 연구팀은 2017년 9월 25일 국제학술지(커런트 바이올로지)에 "교통사고로 15년간 의식이 없던 35세 환자의 신경에 3개월 동안 전자약으로 전기자극을 줬더니 주변 사람들의 말과 행동에 반응하기 시작한 것"으로 발표했다.

신경에 전기자극을 주어 식물인간의 잠든 뇌를 깨운 것인데, 미주신경은 뇌에서 시작해 목, 척추로 연결되며 부교감신경과 감각 및 운동신경의 역할을 한다. 여기에 이상이 생기면 의식을 잃거나 신경이 마비되는 치명적인 증상을 보이게 된다. 통신망의 잡음을 제거하듯 인위적인 전기자극으로 뒤엉켜버린 신경 신호를 교정해 치료 효과를 낸 것이다. 오늘날 이런 생체 전기 신호에 따른 연구의 개가는 단지 일부 보완의학자들의 주장이 아니라 노벨생리의학상·화학상 등을 수상한 주류학자들의 연구성과물로서 전자약, 바이오칩, 바이오센서 등의 분야를 망라하는 '바이오 일렉트로닉스'라는 첨단미래 의학을 열어가고 있다.

1953년에 이미 인체에서 전기의 작용으로 아미노산의 일종인 코아세르베이트가 생성되었다는 미국의 생물학자 스탠리 밀러의 실험을 통해 전기가 생명 발생에 관여한다는 사실이 밝혀졌다. 여기에 미세전기가 심장을 다시 뛰게 하고 식물인간의 잠든 뇌를 깨울 정도로 인체의 생명 활동에 큰 역할을 한다는 의학적 사실은 전기가 생명의 유지에 얼마나 중요한 원리로 작용하는지를 잘 말해 준다.

이런 가운데 최근에 주목받게 된 것이 이른바 '전자약'이다. 쌀알 크기의 전기 임플란트인 전자약은 우리 몸속 신경 주위에 배치되어 전기 신호로 특정한 신경, 장기, 조직 등을 자극함으로써 질환을 치료한다. 이미 쥐와 돼지를 대상으로 한 실험에서 당뇨, 고혈압, 천식 등의 치료에 상당한 효과를 보았다.

또 2016년에 류머티스 관절염 환자를 대상으로 한 초기 임상시험에서 괄목할 효과를 보임에 따라 알파벳(구글의 모기업)은 한국의 다국적 제약사와 투자 제휴로 자본금 수억 달러에 이르는 벤처기업을 설립하여 생체 전기를 이용한 크론병과 당뇨 치료법 개발에 돌입했다.

이보다 더 앞선 2000년대 초반부터 옥스퍼드, 하버드, 베를린 샤리테 의대를 비롯하여 세계적인 대학들은 두뇌 능력 증강 수단으로 tDCS(경두개직류자극술)를 연구해 왔으며 그 결과 미량의 전기가 기억력, 집중력, 주의력, 수리력, 창의력을 향상하고 외상 후 스트레스 장애와 우울증 개선에도 효과를 보인 사실을 밝혔다.

20세기 들어 과학적 실험 도구의 획기적인 발달에 힘입어 생체 전기 신호의 패턴이 건강과 질병에 밀접하게 관련되었다는 연구 결과가 속속 나오기 시작했다. 이는 곧 전기자극이 신체를 이해하는 데 더욱 큰 도움이 될뿐더러 세포 내의 생체 전기 신호를 조작하여 세포의 건강을 개선할 수 있다는 데까지 생각이 미쳤다. 전기자극을 이용해 건강을 회복할뿐더러 신체 기능의 증진까지도 할 수 있다는 방안까지 제시된 것이다.

지난 100년에 가까운 생체 전기의 역사에서 처음에는 생체 전기 신호가 무시되거나 비과학적이라는 부정적인 의견에 휩싸였지만, 끈질긴 연구 노력 덕분에 암을 비롯한 각종 질병의 조기 발견과 치료의 중요한 열쇠가 될 수 있는 것으로 밝혀졌다.

과학자들은 이미 1940년대에 전기 펄스로 종양을 파괴하는 실험에 들어갔다. 오늘날 나노초 수준의 찰나에 저온 플라스마 펄스로 종양을 파괴하는 연구가 활발하게 진행되어 괄목할 성과를 내고 있다. 이 기술은 1940년대에 사용한 기술보다 훨씬 강력하고 정밀한 전기자극을 이용한다. 이런 새로운 기술이 암을 비롯한 난치병 치료 방식을 획기적으로 변화시키고 있다.

오늘날 생체 전기를 이용한 다양한 첨단 기기와 기술이 세포 재생, 상처 치유, 난치병 치료를 겨냥하여 개발되고 있다. 이런 기기와 기술은 이온 채널 차단제와 함께 의료의 신기원을 열어가고 있다.

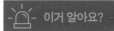

생체 전기는 생명과 건강 수호의 원동력

생체 전기 현상은 해부학자 루이지 갈바니가 18세기 말에 의해 처음으로 발견했지만, 이후 2세기 동안 의학에 적극적으로 도입되지 못하다가 제2차 세계대전 이후 전기에 대한 지식과 응용성이 폭발적으로 증가하면서 비로소 연구가 활발해졌다.

인체를 구성하는 약 60~100조 개의 세포 가운데 전기적 활동의 대표 주자는 연락을 담당하는 신경세포와 움직임을 담당하는 근육세포가 있다. 세포는 안정 상태에서 음전하로 충전된 배터리인데, 나트륨과 칼륨을 이동시키면서 방전과 재충전을 반복하면서 일을 한다.

생명현상 유지라는 하나의 목적으로 움직이는 세포의 집단적 활동은 강한 전기 신호를 규칙적으로 발생시켜 피부 표면에서도 이를 감지할 수 있다. 이런 특성을 활용해 인체에서 가장 강한 전기 신호를 발생시키는 심장을 비롯해 뇌와 근육 조직에서 발생하는 심전도, 뇌전도, 근전도 등은 갈수록 의학적 활용성이 증대되어왔다. 심전도 기술은 심장 기능을 점검하는 건강검진 항목으로 보편화해 있고, 뇌 기능 건강을 점검하는 뇌전도 기술도 머잖아 건강검진 항목에 포함될 것이다.

생체 전기 현상은 질병 치료에도 활용될 수 있다. 상처 부위에는 자가 치료를 위해 자생적으로 전기가 발생한다는 사실이 발견됐다. 이러한 발견을 기반으로 1972년에 로버트 베커 박사가 다른 방법으로는 희망이 없는 대퇴골 골절 환자의 골절 부위에 인공적인 전기자극을 가하여 뼈를 자라게 하는 치료에 성공했다. 이후 전기생리학적 접근법에 대해 의학계의 관심이 차츰 커져 상처 치유(세포 재생), 통증 완화, 혈액순환 개선 등에 전기 치료 기법을 적극적으로 활용하고 있다. 최근에는 우울증 등 수술이 힘든 뇌 신경 질환의 완화나 치료를 위해서 뇌 표피에 전극을 부착해 전기자극을 가하거나, 나아가 뇌 기저부 이상 부위에 전극을 삽입해 이상 회로 부위를 자극하는 뇌심부자극술도 임상에 활용되고 있다.

상처 치유 전기 반응은 우리 일상에서도 어렵지 않게 경험할 수 있다. 누구나 몇 번쯤은 손가락이 어딘가에 닿았다가 강한 전기적 충격에 깜짝 놀란 적이 있을 것이다.

생체 전기 현상은 신호 전달, 근육 수축, 물질 분비, 자극 수용 및 세포의 활성, 성장, 재생, 치유 등 신진대사의 기초 과정에서 중요한 역할을 하므로 생명현상을 이해하고 의학 기술을 발전시키기 위해 더 많이 연구해야 할 주제이다.

03

어떻게
작용하는가? •

생체 전기의 흐름

우리 몸이 젊었을 때는 생체 전기의 흐름이 충만하여 활동이 왕성하고 건강미가 넘치지만, 늙거나 병들었을 때는 생체 전기의 흐름이 미약하여 활동이 위축되고 노화가 빨라진다. 생체 전기의 흐름이 원활하지 못한 이유로는 노화, 질병, 비만 등으로 인해 림프액의 순환작용이 저하되어 압력이 감소하기 때문이다.

그러면 어떻게 될까? 부종, 림프부종, 혈액순환 장애, 산소와 영양소 공급 저하, 노폐물 방출 저하, 비만의 악화 등이 초래되고 합병증까지 더해져 심각한 상황에 직면하게 된다.

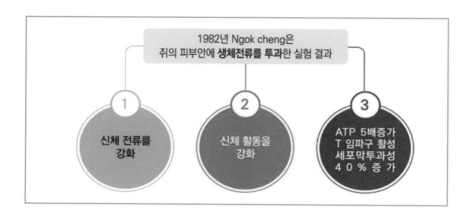

1982년 Ngok cheng은
쥐의 피부안에 **생체전류를 투과한** 실험 결과

1
신체 전류를
강화

2
신체 활동을
강화

3
ATP 5배증가
T 임파구 활성
세포막투과성
4 0 % 증 가

생체 전기의 활용

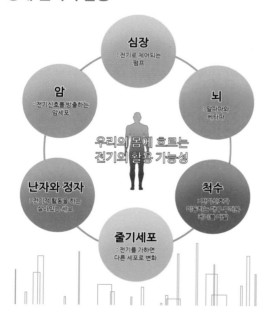

심장
: 전기로 제어되는
펌프

암
: 전기신호를 방출하는
암세포

뇌
: 알파파와
베타파

우리의 몸에 흐르는
전기의 활용 가능성

난자와 정자
: 전기적 활동을 하는
살아있는 세포

척수
: 전기신호가
이동하는 매우두꺼운
케이블다발

줄기세포
: 전기를 가하면
다른 세포로 변화

우리 몸의 건강을 획기적으로 증진하는 데 있어 생체 전기는 놀라운 가능성을 보인다. 심장 박동에 전기 신호를 자극하여 멈춰버린 심장을 다시 뛰게 하고, 뇌가 발산하는 전기 신호를 해독하여 무슨 생각을 하는지 파악하고 행동을 조절한다. 또 전기를 발산하는 세포의 특성을 이용해 절단된 척수를 복구한다.

그리고 신체 조직을 만드는 전기 신호를 이용해 우리 몸 일부를 생성하고 재생한다. 또한 난자 또는 정자가 발산하는 전기 신호를 피임에 활용한다. 무엇보다 암이 발산하는 전기 신호를 포착하여 암을 치료한다. 우리 몸 안에 흐르는 생체 전기를 활용하여 무병장수의 꿈이 이루어 지고 있다.

우리 몸의 건강을 획기적으로 증진하는 데 있어
생체 전기는 놀라운 가능성을 보인다.
심장 박동에 전기 신호를 자극하여 멈춰버린 심장을
다시 뛰게 하고, 뇌가 발산하는 전기 신호를 해독하여
무슨 생각을 하는지 파악하고 행동을 조절한다.
또 전기를 발산하는 세포의 특성을 이용해
절단된 척수를 복구한다.

신소재 셀텀의 원리와 놀라운 효능

셀텀(CellTum)은 인체 깊숙이 세포까지 침투하는 양자 에너지를 말한다. 이 미네랄 에너지는 인체 깊숙이 침투하므로 심장에 부담을 주지 않으면서 근육 조직과 내부 장기를 효과적으로 조절함으로써 알코올, 니코틴, 콜레스테롤 등의 독소 물질을 비롯하여 아연, 납, 카드뮴, 니켈과 같은 발암 물질을 제거하고 인체 내 환경을 개선하는 기능을 수행한다.

이와 같은 셀텀은 심혈관계의 혈류 개선 작용을 활성화하고, 특수 기능성 미네랄 파동과 생체 전기를 융복합 활용하여 원적외선 발생 효과를 극대화한다. 나아가 이를 바탕으로 건강 증진에 효과적인 토털 헬스케어 시스템을 제공한다.

셀텀 화합물의 원적외선 방사 활용

셀텀은 광물 내에 포졸란, 제올라이트, 게르마늄 등을 다량 함유하지만, 일반 광물과는 차별화된 특수 성분에 의해 특별한 원적외선 파장대의 파동을 발산하는 신소재다.

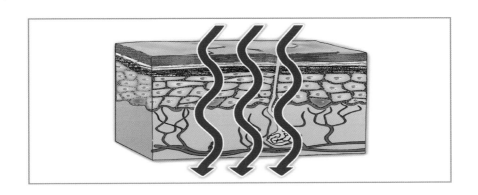

[셀텀의 특성과 효능]

- 가시광선보다 파장이 길어 눈에 보이지 않고 열작용이 크며, 침투력은
  유리를 통과할 정도의 파장으로 치유하는 효과가 탁월하다.
- 원적외선 25㎛ 이상의 파장대 순도 99%의 6종 미네랄 혼합비율로
  형성된 인체 공명 공진 물질이다.

04
인증과 인증서로
보증하다 •

혈액순환, 건강 증진의 신물질 미네랄 성분 이용

혈류 기능 활성화
특화 상품군으로는 기능성 헬스케어 섬유제품과 패널과 타일 등을 제
작하여 양자에너지 체험시설을 구축하고, 각종 다양하고 차별화된 전
문 헬스케어 제품으로 활용하도록 연구 개발하였다. 이는 모세 혈류
현미경으로 직접 체험자(소비자)가 관찰 확인하여 보면 혈류 속도가
5~10배 빨라지고 모세혈관이 왕성히 활동하는 현상을 현장에서 확인
이 가능하다는 것이다. 또한 각종 분석 평가를 통해 성분의 객관적 수
치 및 기능을 확인하고 본인의 건강상태를 눈으로 보고 느끼며 호전
되는 상황을 판단할 수 있다. 제품의 기본인 원사와 원단의 항균, 원적
외선, 탈취, 라돈 수치 기능성 검사를 연구기관에서 완료하였다.

시험성적서

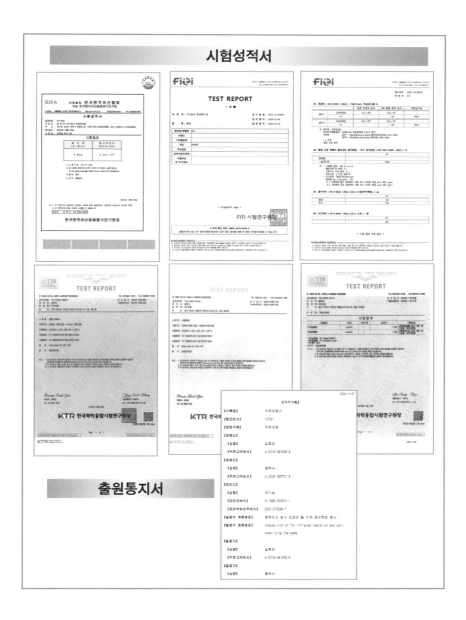

출원통지서

시험성적서

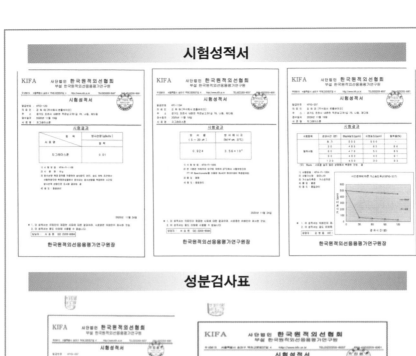

성분검사표

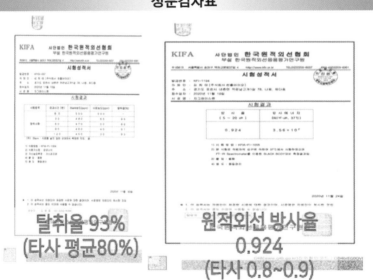

탈취율 93%
(타사 평균80%)

원적외선 방사율
0.924
(타사 0.8~0.9)

성분검사표

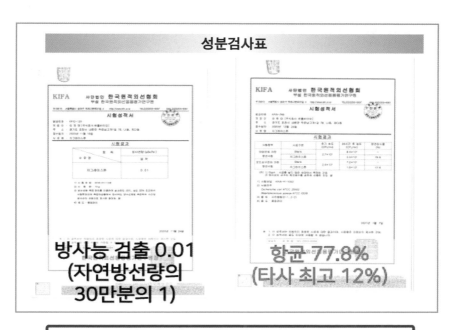

방사능 검출 0.01
(자연방선량의
30만분의 1)

항균 77.8%
(타사 최고 12%)

섬유기능의 비교 (차별화 / 전문화 / 특성화)

	새론 미네랄섬유	일반기능성섬유
소 재	세라믹 숙성, 발효, 천연 미네랄 신 융합 기능성 원사	일반 원사 후 가공 처리, 화학, 표면처리, 코팅, 조직
기 타	천연 광물계 융합 살아있는 섬유	기능성은 화학적 후 가공을 함
장 점	온도 조절, UV차단, 정전기 방지, 항균, 흡한속건, 난연, 신축성 등 복합 다기능, 반영구적	신축성, UV, 항균성, 흡한속건 기능을 2가지 이상 내기 어려움, 세탁 후 소멸
단 점	-	반복적 세탁 시 UV, 항균성, 흡한속건 기능이 저하됨. 난연 성능이 없음 ※ 불 붙을 때 매우 취약
원 단 촉 감	신 융합 기능성 섬유로 촉감이 유니크하다.	기존 섬유에 기능성 화학적 후 가공으로 섬유가 뻣뻣하고 촉감이 좋지 않다.
종 합 분 석	신 융합, 고 기능성 섬유의 사용으로 화학적 후 가공이 없이 기능성을 구현하였으며, 잦은 세탁에도 기능성이 유지됨. 가격 경쟁력 및 기능성이 더 우수하다.	기존 기능성 섬유는 조직적 변형된 원사를 사용하거나 일반 섬유에 기능성 화학적으로 후 가공을 통하여 기능성을 구현하여 세탁에 따른 기능성이 저하되는 문제를 가지고 있다.
면 역 조 절 기 능	면역세포 조절시키는 효과가 확인되었으며 생체를 건강하게 유지한다.	항암, 면역, 항상성 촉진, 조절 기능이 없다.

○ HQ3.0으로 기능성 필터를 탑유한 친환경 기능성 코팅제 및 복합소재 기반 기반 핵심기술 개발

  - 200~400mesh 크기로 분쇄된 Pozzolan 등의 원료를 1차 가공하고 목질계 활성탄 원료와 정제된 송진으로부터 각각 Carbon 분말과 Rosin을 추출하여 정해진 배합비로 Mixing하여 균질한 코팅 중간재 제조(배합비는 대외비)

  - 상기 중간재의 제조과정에서 필요에 따라 추가적으로 기능성이 있는 물을 분탄을 혼합하여 기능성 혹은 색상 조절을 통한 최종 코팅제 및 복합소재 제조

  - 일상 생활용품에 적용하는 일반 코팅제 혹은 복합소재로서 법제 기준에 의거, 위해요소를 기준 범위 이내로 유지되도록 제조하여 안전성 확보.

○ 친환경 기능성 코팅제가 균일하게 도포된 제품 생산 및 목표 기능, 성능 발현

  - 완성된 기능성 코팅제를 코팅 대상 제품에 균일하게 도포하여 코팅 균일도 80% 이상 달성(시생산 단계로서 80% 목표, 향산 편 90%이상 달성)

  - 본 코팅제를 대상 제품에 적용함으로서 국물(세팅)자손율을 10% 이내로 유지하고, 건강에 이로운 것으로 검증된 원적외선 방사율 0.960㎛이상, 향곰효파 99% 이상을 달성하는 결과물을 도출하여 기능성 코팅제로서 최종 목표 달성

○ 기능성 코팅제 혹은 복합소재 적용 제품 상용화

  - 상기 코팅제 혹은 복합소재를 통해 불판 등 다양한 조리용기, 침구(국물배개, 쑥/靑/죽집대), 건축내장재(타일) 등 주거 및 생활용품 적용형 친환경 제품 상용화 가능.

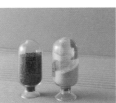
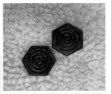
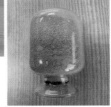

최상의 치유 시스템

셀텀 파동 에너지를 이용한 면역증강을 위한 최상의 시스템을 제공함으로써 토털 헬스케어를 실현하도록 지원한다.

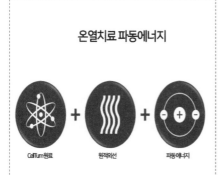

온열치료 파동에너지

Cellium원료 + 원적외선 + 파동에너지

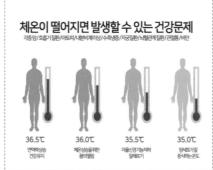

체온이 떨어지면 발생할 수 있는 건강문제

각종암/호흡기질환/아토피/냉한/버페이상/수족냉증/자궁질환/뇌혈관계질환/관절통/비만

36.5℃ 면역력상승 건강유지
36.0℃ 체온상승을위한 몸의떨림
35.5℃ 자율신경기능저하 알레르기
35.0℃ 암세포가장 증식하는온도

객관적 수치 측정 및 다면적 효과 검증

각종 분석 기기를 통해 정밀하게 측정하여 엄밀하게 분석함으로써 효과를 정확하게 검증하고 효능과 안전성을 모두 확보하였다.

채혈없이 모세혈관 현미경을 이용하여 손가락 끝의 조갑주름 모세혈관을 영상으로 확인하여 혈관의 형태, 혈의 흐름, 혈관 주변의 탁도 등을 다양한 질병의 형태와 구분하여 비교하고 직접 관찰하며, 혈관 질환 상태를 보여준다. 그 밖에 필요한 부분은 전문기관에 의뢰하여 지방분석, 부위별 근육 분석, 세포 외 수분비, 체형 측정 결과 값을 확인할 수 있다.

[에너지를 통한 신체 변화 측정]

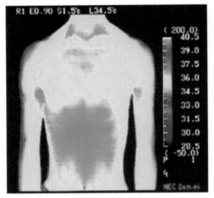

▲치료 1분 경과시
신체 내부에 열에너지가 전달되기 시작하는 것을
육안으로 확인 가능

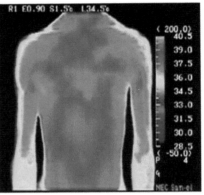

▲치료 15분 경과시
열에너지가 전신으로 퍼져 신진대사가 증진되고
혈액순환과 세포가 활성화된 모습

[면역 증진 및 기타 효과]

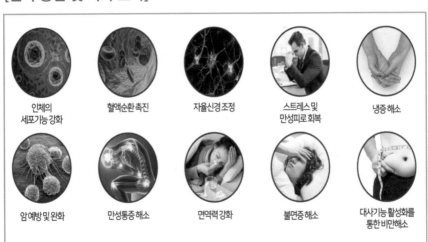

인체의
세포기능 강화

혈액순환 촉진

자율신경 조정

스트레스 및
만성피로 회복

냉증 해소

암 예방 및 완화

만성통증 해소

면역력 강화

불면증 해소

대사기능 활성화를
통한 비만해소

생체 전기의 작동 원리

생체 전기는 모든 생명체가 지닌 전기 신호로, 생명체에는 미세한 전기가 흐르고 에너지를 갖는다.

내 몸의 생체전기(전류)   생체 미세전류 (전자기파)

생체전류
세포막의 양·음전하가 수시로 바뀌면서 전류(전기)가 흐름
(숨쉬기, 말하기, 듣기, 움직임 => 인체의 모든 작동의 에너지)

신경계, 뇌, 근육, 심장박동, 폐 운동 등
다양한 신체기관의 기능에 필수적인 에너지 (생체전류 에너지)

생체 전기가 약하거나 전달되지 않으면 질병의 전조 증상이 나타나고 특별한 솔루션을 실천하지 않고 시간이 경과한 후에는 질병이 발생할 수 있다는 것이다.

숨쉬기 (호흡)   말하고 듣기 (감각)   움직이기 (운동)

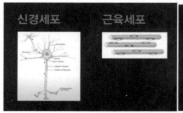
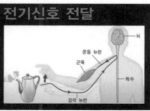
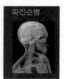

뇌 생체전류 이상 =>
안면장애, 건망증, 통증,
근육경련, 각종 저림 등

생체전류를 높이면 (넣어주면) => 손상된 조직도 회복의 희망이 보인다

인체에는 5~6V의 미세전류(전기에너지)가 흐른다. 그 전기에너지는
신진대사에 관여하고 에너지를 생성한다. 노약자나 질환자는 2.5~3V
수준이다.

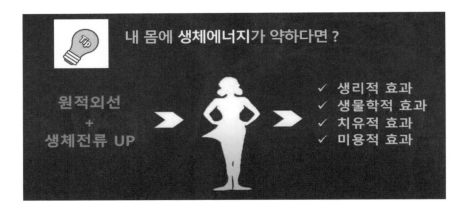

내 몸에서 양자 에너지와 전기에너지가 만나 내 건강에 영향을 미친다.

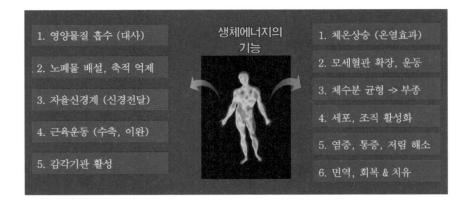

[원적외선과 생체 전기의 연관성]

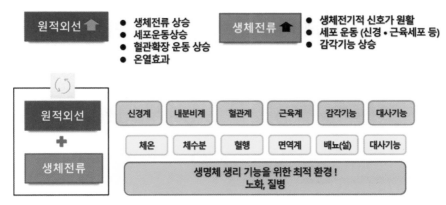

출처 : GSL 교육 자료

3장   새롭게 뜨는 원적외선과 생체 전기 건강법

각종 인증 및 등록증(연구개발 바이오 전문기업)

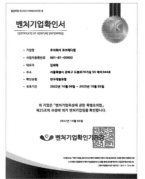

벤처기업 확인서

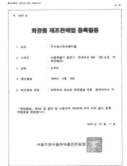

화장품 제조판매업

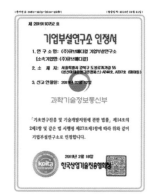

기업부설연구소 인정서

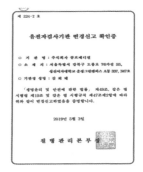

유전자 검사기관

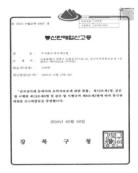

통신판매업 신고증

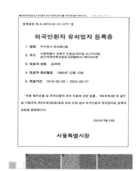

외국인환자 유치업 등록증

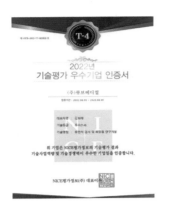

기술평가 우수기업 인증서

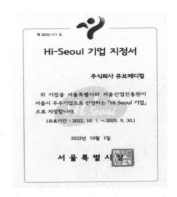

하이서울(우수기업)지정서

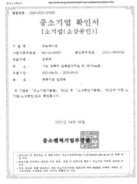

중소기업 확인서

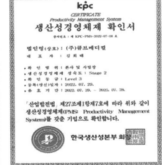

생산성경영체제 확인서

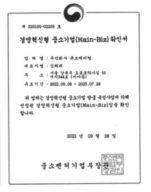

메인비즈 확인서

[대한민국 산업대상] 수상(3년 연속)

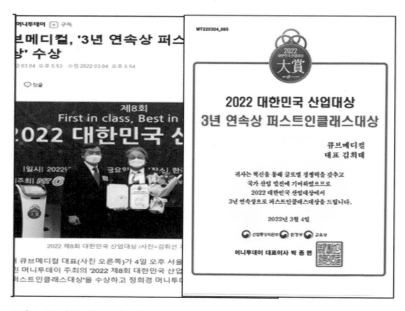

[퍼스트인클래스 대상]

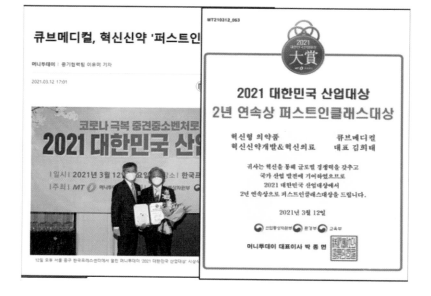

[셀텀 출원]

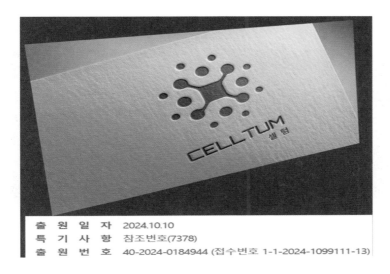

출 원 일 자   2024.10.10
특 기 사 항   참조번호(7378)
출 원 번 호   40-2024-0184944 (접수번호 1-1-2024-1099111-13)

원적외선과 생체 전기의 응용

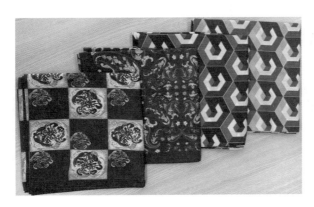

[머플러]

혈액순환 촉진, 염
증 완화, 피로 해소,
체온조절, 전자파 차
단, 두통 해소, 숙면

[퀀텀 에너지 체험 시설]

혈액순환 촉진, 염증 완화, 독소 배출

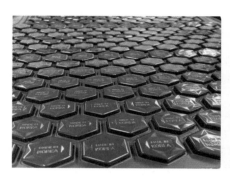 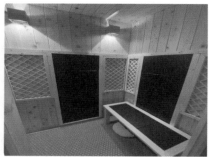

[건강 기능성 의류]

혈액순환 촉진, 염증 완화, 피로 해소, 체온조절, 두통 해소, 숙면

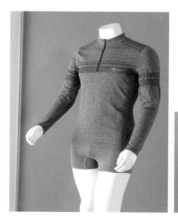 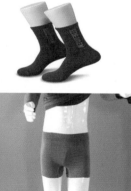 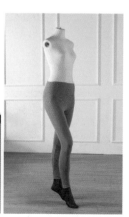

[헬스 케어 침구류 등]

혈액순환 촉진, 염증 완화, 피로 해소, 체온조절, 두통 해소, 숙면

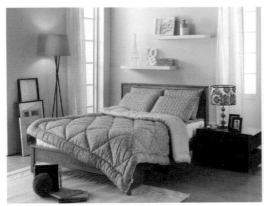 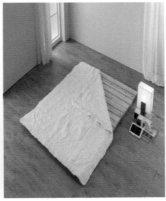

[건강 기능성 가구]

숙면, 혈액순환 촉진, 염증 완화, 피로 해소, 체온조절, 두통 해소

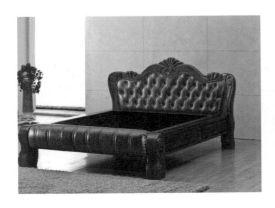 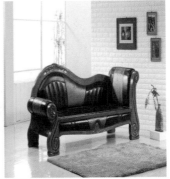

[면역 증진 체험 시설]

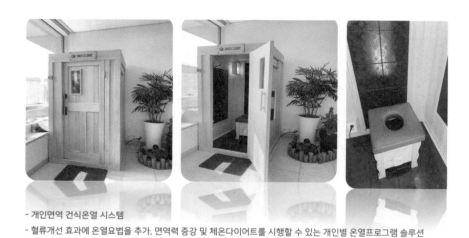

- 개인면역 건식온열 시스템
- 혈류개선 효과에 온열요법을 추가, 면역력 증강 및 체온다이어트를 시행할 수 있는 개인별 온열프로그램 솔루션

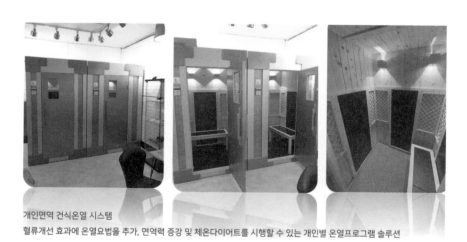

개인면역 건식온열 시스템

혈류개선 효과에 온열요법을 추가, 면역력 증강 및 체온다이어트를 시행할 수 있는 개인별 온열프로그램 솔루션

[각종 광물질 생활 용품 연구 개발]

혈액순환 촉진, 염증 완화, 피로 해소, 피부 질환 치유

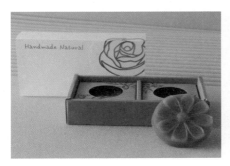 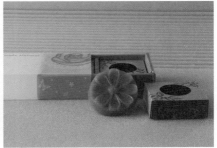

[원적외선 미네랄 최고급 스카프]

혈액순환 촉진, 염증 완화, 피로 해소, 체온조절, 전자파 차단, 두통 해소, 숙면

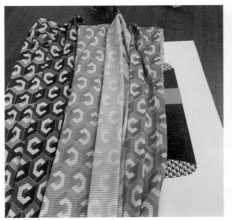 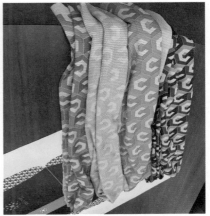

오늘날 대부분의 현대인은 스트레스라는 마음의 병을 지병으로 가진 채 살고 있다. 의학의 비약적인 발전으로 육체의 기대수명은 길어졌지만, 그 대신 급변하는 사회적, 경제적, 문화적 양극화, 상대적인 박탈감 등의 영향으로 스트레스라는 심각한 질병의 위협에 노출된 것이다. 스트레스는 인간관계와 다양한 휴먼네트워크와 정보네트워크 상황 속에 기대와 만족도의 차이에서 오는 실망감과 또는 과도한 욕망과 한계적인 능력의 간극에서 오는 허탈감이라고도 한다. 실제로 한국인이 가장 자주 사용하는 외래어 1위가 바로 스트레스다. 조사에 따르면 13세 이상 한국인의 73.3%가 직장에서, 52.9%가 학교에서 스트레스를 받는 것으로 밝혀졌다. 일상생활에서 상시로 스트레스에 노출된 채로 살아가는 것이다.

원적외선 치유의
솔루션

건강에
적신호가 올 때
관리 요령 •

잘 걷지 않아서 오는 적신호

현대인은 충분히 걷지 못하고 의자에 앉아있는 시간이 늘면서 자연히 질환자도 늘어나고 있다. 걷지 않는다는 건 햇빛을 볼 일이 없다는 의미다. 신체 활동력이 떨어지면 만성 신장 질환, 전립선 질환, 암, 심혈관 질환 발병 위험성이 2배나 된다.

우리나라 성인의 절반 이상은 신체활동이 크게 부족한 상태로 나타났다. 걷는 시간은 줄어드는 반면 앉아서 지내는 시간은 최근 10년 새 1시간 이상 늘어났으며 최근 들어 둘레길이 전국적으로 정비되어 걷기 환경이 좋아지면서 걷기가 유행하고 있지만, 규칙적인 걷기를 실천하는 사람은 성인 4명 중 1명꼴에 불과하다.

규칙적인 걷기는 1회 30분 이상, 주 5회 이상 걷는 것으로 규정한다. 근육 강화 운동 역시 성인 4명 중 1명꼴이다. 유산소 운동과 근육 강화 운동을 모두 실천하는 성인 비율은 17%에 그쳤다.

앉아서 지내는 시간은 2014년 7.5시간에서 2024년 8.8시간으로 늘어났는데, 20대가 하루 9.9시간으로 가장 길고, 60대가 8.1시간으로 가장 짧았다.

오래 앉아있을수록 만성 신장 질환 위험 증가

신체활동량이 적을수록, 오래 앉아있을수록 만성 신장 질환 위험이 증가한다. 다만 앉아있는 시간이 길어도 신체활동량을 그만큼 늘리면 위험이 증가하진 않는다.

특히 암 환자는 주요 사망원인으로 꼽히는 심혈관 질환을 예방하기 위해 신체활동에 더욱 힘써야 한다. 암 환자가 신체활동을 멈추면 심혈관 질환 발생 위험이 2배에 이르는 것으로 나타났다.

60세 이상 고령자가 앉아있는 시간이 1시간 늘면 음식을 먹거나 목욕, 걷기 등에 어려움을 겪는 신체장애가 발생할 확률이 50% 높아진다는 연구 결과도 있다. 하루 12시간을 앉아서 생활하는 고령자의 신체장애 발생 확률은 6%였으나 13시간 앉아있으면 9%로 증가했다.

신체활동량과 나이, 체질량, 만성질환 유무 등 다른 요소가 같을 경우, 자신이 남들보다 덜 활동적이라고 믿는 사람의 사망률이 자기가 더 활동적이라고 믿는 사람보다 71%나 더 높게 나타났다. 실제적인 신체활동뿐 아니라 정신적인 자기 긍정도 신체 건강에 영향을 미친 것이다. 건강을 위해 신체활동을 열심히 하는 것도 중요하지만, 자신이 건강하게 생활하고 있다는 믿음도 그에 못지않게 중요하다는 걸 알 수 있다.

탁해진 혈액이 부르는 건강 적신호

혈액이 맑아야 신체도 건강하다. 신체활동이 줄어드는 것뿐 아니라 혈액이 탁해지는 것도 건강의 적신호다. 그렇다면 무엇이 혈액을 탁하게 할까?

첫째는 과식과 과음이다. 음식을 너무 많이 먹고 술을 너무 많이 마신다. 생활환경은 점점 더 오염되어 숨쉬기조차 힘든데 담배까지 피워댄다. 이런 것이 모두 독소를 내뿜는 노폐물로 쌓여 혈액을 탁하게 함으로써 혈관계 질환을 일으킨다.

둘째는 먹는 것에 비해 턱없이 부족한 신체활동이다. 체중의 절반은 근육이고, 체온의 40% 이상은 근육에서 생산되는데, 움직임이 부족하면 체온이 낮아진다. 체온이 낮아지면 콜레스테롤, 중성지방, 당을 완전연소하지 못한다. 불완전연소로 인해 쌓인 지방이 고지혈증과 고혈당까지 초래한다. 결국, 요산을 비롯한 여러 노폐물의 연소나 배설 기능도 떨어져 혈액이 더 탁해진다.

셋째는 계속되는 스트레스다. 스트레스는 혈액을 탁하게 할 뿐 아니라 암을 비롯한 만병의 근원으로 알려져 있다. 면역력 저하, 고혈압, 위궤양, 과민성 대장염, 천식, 탈모증, 갱년기장애, 간염, 췌장염 등 스트레스로 생기는 질병은 많다. 동서고금을 통해 건강과 장수의 비결로 단연 낙천적인 성격을 꼽는다. 그만큼 스트레스를 덜 받는 성격이기 때문이다.

넷째는 저체온 현상이다. 체온이 내려가면 콜레스테롤, 중성지방, 정제당, 요산 등이 불완전연소로 남아서 쌓여 혈액을 탁하게 만든다.

중성지방은 글리세롤의 지방산 에스터를 통틀어 이르는 말로, 생체의 에너지 저장 수단이다. 우리 몸은 필요한 에너지를 활용하고 남은 영양분을 간에 중성지방으로 저장하는데, 과도하게 저장되면 지방간이 발생한다. 지방간은 알코올 과다 섭취로 인한 알코올성과 과체중, 당뇨, 이상지질혈증 등으로 발생하는 비알코올성이 있다. 술을 마시지 않더라도 과잉 영양분이 중성지방으로 간에 축적되면 지방간이 발생할 수 있다는 사실을 알아야 한다.

다음은 지방간 수치가 높으면 나타나는 10가지 증상이다.

[중성지방 수치가 높아지면 나타나는 증상과 원인]

증 상	원 인
식욕 감퇴	높은 지질 수치가 신체 호르몬 수치에 영향을 미쳐 식욕 감퇴
체중 감소	식욕 감퇴와 영양소 흡수 저하로 체중 감소
변비	높아진 지질 수치로 장운동 기능이 저하되어 변비 유발
설사	지방 소화의 부산물이 장 내벽을 자극하여 설사 유발
지방변	지질 수치가 아주 높아지면 장에 지방이 배설되어 지방변 초래
혈변	지질 수치가 아주 높아지면 정 점막 혈관이 터져 혈변 초래
메스꺼움	지질 수치가 높아지면 식욕이 떨어지고 메스꺼움이 발생
복통	지질 수치가 높아져 지방이 간을 둘러싸면 통증 발생
팽만감	지방이 소화관을 막으면 팽만감과 가스 발생
피로	소화 장애와 영양소 결핍으로 피로 발생

다섯째는 화학약품 오염이다. 현대의학은 대개 화학약품에 의한 치료

에 의존하는데, 이는 대중요법에 지나지 않아 근본적인 치료가 되지 못할뿐더러 우리 몸을 화학약품으로 오염시켜 혈액을 탁하게 한다.

여섯째는 각종 오염물질에의 노출이다. 대기오염, 수질오염, 미세먼지, 각종 화학첨가물, 각종 호르몬과 항생제, 잔류농약 등의 오염물질은 혈액을 탁하게 한다. 이렇게 혈액을 탁하게 하는 요소들이 있다면, 혈액을 맑게 하는 방법도 있게 마련이다. 우리가 일상에서 어렵잖게 실행하는 방법도 꽤 많다.

[혈액을 맑게 하는 방법]

1. 물 많이 마시기	물은 노폐물 배출을 촉진한다. 하루 섭취량을 충족하려면 '몸무게×30cc'를 마셔야 한다.
2. 10분 햇빛 보기	한국인 10명 중 9명이 비타민D 결핍이다. 비타민D 결핍은 골다공증을 유발한다. 최소한 하루 10분 정도는 햇빛을 보는 것이 좋다.
3. 숙면 취하기	밤 23~07시 8시간 수면에서 특히 24~03시의 숙면이 중요하다. 멜라토닌이 숙면을 유도하여 간의 휴식과 세포 재생을 돕는다.
4. 퇴계의 호흡법	퇴계 이황이 즐겨한 육자결 호흡법은 하~(심장) 허~(간) 호~(비장) 후~(폐) 푸~(신장) 휴~(화병) 호흡으로 피를 맑게 한다.
5. 유산소 운동	달리기, 수영, 자전거 타기, 등산, 걷기 같은 유산소 운동을 하면서 호흡을 잘하면 신진대사 촉진으로 피가 맑게 된다.
6. 식이요법	마늘, 양파, 콩, 버섯, 보리, 현미, 녹차, 연근, 빨간색 채소 등은 노폐물 배출을 촉진하여 혈액을 맑게 한다.

이런 방법도 혈액을 맑게 하는 데 좋지만, 원적외선 요법도 혈액을 맑게 하여 체질을 건강하게 개선하고 질병을 예방하는 데 특효가 있다. 원적외선은 우리 몸을 따듯하게 하여 낮아진 체온 1℃를 회복시킴으로써 혈액을 맑게 하는 것은 물론 모든 신체 기능을 정상화하도록 작용한다.

진짜 범인은 스트레스

오늘날 현대인은 스트레스라는 마음의 병을 지병으로 가진 채 산다. 의학의 비약적인 발전으로 육체의 기대수명은 길어졌지만, 그 대신 급변하는 사회의 영향으로 스트레스라는 심각한 질병의 위협에 노출된 것이다. 실제로 한국인이 가장 자주 사용하는 외래어 1위가 바로 스트레스다. **조사에 따르면 13세 이상 한국인의 73.3%가 직장에서, 52.9%가 학교에서 스트레스를 받는 것으로 밝혀졌다. 일상생활에서 상시로 스트레스에 노출된 채로 살아가는 것이다.**

스트레스는 노이로제(신경증)를 불러일으키기도 한다. 일상적으로 스트레스에 시달리며 노이로제까지 생길 위험에 노출된 현대인은 거의 모두 다양한 정신질환을 앓는 환자라고 해도 과언이 아니다.

스트레스는 일상생활에서 느끼는 각종 압력, 긴장, 불안을 말한다.

생리학적으로는 신체가 위험 상황에 대응하기 위해 고도로 발달한 반응 메커니즘 중 하나로 본다.

스트레스는 과도한 압력이나 불안으로 인해 건강을 해치는 부정적인 측면만 있는 게 아니라 도전적인 상황에 맞서 성장과 발전을 끌어내는 긍정적인 측면도 있다. 스트레스는 심리적인 측면에서도 감정, 인지, 행동 등 다양한 영역에 영향을 미치는데, 이는 저마다의 개성, 환경, 상황에 따라 다르게 경험된다.

스트레스의 개념을 이해하는 것은 스트레스 관리의 출발점이다. 신체적 증상, 정신적 영향, 사회적 도전 등을 인식하고 그에 따른 대처법을 찾아내는 것이 중요하다. 스트레스 관리의 핵심은 스트레스를 완전히 회피하는 데 있는 것이 아니라 그에 좀 더 효과적으로 대처하는 데 있다. 스트레스는 회피하고 싶다고 해서 회피되는 게 아니므로 그것을 어떻게 다루느냐가 관건이라는 얘기다.

4장 원적외선 치유의 솔루션

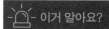 이거 알아요?

스트레스의 종류와 효과적인 대처

구분	특징
긍정적 스트레스	도전적인 상황에서 생기며, 이를 통해 성취감과 경험할 수 있다. 새로운 일을 시작하거나 목표를 달성하기 위한 압력은 긍정적인 스트레스로 볼 수 있다. 도전에 대한 긍정적인 인식과 관련되므로 잘 관리하면 자아 개발과 성취에 도움이 된다.
부정적 스트레스	부정적 스트레스는 문제나 위험에 대한 대처가 필요한 상황에서 발생하며, 과도한 부담과 압력으로 이어질 수 있다.
일상적 스트레스	일상생활에서 발생하는 일반적인 압력이나 불안으로 업무에서의 마감일, 교통 체증 등이 해당한다.
긴급한 스트레스	갑작스러운 사건으로 인해 즉각적인 반응이 필요한 상황이다. 사고나 응급 상황 등이 이에 속한다.
직업적 스트레스	업무와 직무에서 발생하는 압력과 요구에 기인한다. 업무의 복잡성, 업무의 과중, 조직 내 의사소통의 문제 등이 원인이 될 수 있다. 효과적인 업무 관리와 순조로운 의사소통 노력은 직업적 스트레스 완화에 도움이 된다.
대인관계 스트레스	대인 간 충돌, 의사소통의 부재, 이해관계의 어려움은 감정적인 스트레스를 유발할 수 있다. 대인관계에서 빚어진 문제 해결과 상호 이해는 강한 사회적 지지체계를 구축하는 데 중요하다.

스트레스는 우리 신체에서 다양한 생리학적 반응을 유발한다. 스트레스 상황에서는 신경과 호르몬 시스템이 활성화되어 심장 박동과 호흡이 증가하고, 혈압이 상승하는 등의 신체 변화를 부른다. 장기적인 스트레스는 면역계통을 약화하고 만성질환의 발병 위험을 키운다.

또 스트레스는 정신적인 영향에서 감정, 인지, 행동 등 다양한 측면에 영향을 미친다. 감정적으로는 불안, 우울, 분노 등의 부정적 감정이 증가하고 긍정적 감정이 감소할 수 있다. 인지적으로는 집중력 감소, 기억력 저하, 의사결정 능력 저하 등이 나타날 수 있다. 행동적으로는 수면장애, 식욕 변화, 중독성 행동 등이 증가할 수 있다.

이런 스트레스를 적절히 관리하면 신체적인 건강과 정신적인 안녕을 유지할 수 있다. 스트레스 관리는 규칙적인 운동, 균형 잡힌 식단, 충분한 휴식 등의 생활 습관을 포함하며, 정서적 지원을 받고 문제를 해결하는 능력을 향상하는 것도 중요하다.

적신호를
청신호로 바꾸는
해결 방안 ·

경고를 받는 순간을 놓치지 않아야 한다

우리가 신호등에서 적신호에 정지하여 기다리는 이유는 곧 노랑신호에서 청신호로 변화될 것을 예측하고 확신하기 때문이다. 인생에서 인간관계, 자본관계, 사회적 관계는 물론 건강 측면에서도 원하지 않더라도 어떠한 이유에서 적신호는 있을 수 없다. 적신호는 경고의 의미다. 그 경고를 무시하면 위험에 처하게 된다. 건강도 마찬가지다. 위험이 본격적으로 닥치기 전에 위험을 알리는 적신호를 보낸다. 그 적신호를 알아차리고 위험을 부른 생활습관에 변화를 일으키면 그 적신호는 청신호로 바뀌면서 경고를 해제한다.

 어느 날 암 진단을 받았다면, 그전에 우리 몸은 숱하게 경고의 적신
호를 보냈을 것이다. 큰 병이 하루아침에 생겼을 리 만무하다. 돌이켜
보면 수없이 많은 경고를 보냈음에도 그 경고를 무시했거나 알아차리
지 못하고 아무런 변화의 노력도 하지 않은 것이다. 우리는 건강의 적
신호를 방관하지 말고 원적외선과 생체전기를 융합한 생활 속의 면역
증진으로 청신호를 향하는 좋은 선택을 했으면 한다.

[눈에 보이지 않는 혈관 내부]

 혈관이 건강해야 온몸이 건강하다. 혈관계 질환은 70% 이상 진행된
다음에 증상이 나타나기 시작하므로 무엇보다 예방과 사전관리가 필

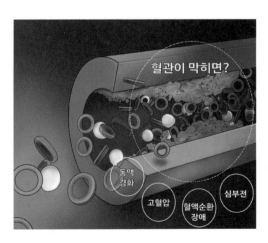

요하다.

 1931년, 미국 여행보험사
의 손실통제 부서에 근무하
던 허버트 윌리엄 하인리히
는 산업 재해 사례를 분석
하다가 일정하게 반복되는
법칙을 발견했다. 큰 재해
로 1명의 사상자가 발생한

시점에서 이전의 사례를 조사한 결과 같은 문제로 경상자가 29명 발생하고 역시 같은 문제로 다칠 뻔한 사람이 300명이었다는 점을 발견했다. 그는 이 조사결과를 바탕으로 큰 재해가 어느 날 우연히 갑자기 발생한 것이 아니라 반드시 그 전에 사소한 사고 등의 징후가 있었음을 실증적으로 밝혀낸 것이다. 신체 질병도 병증이 나타나기 전에 이처럼 다양한 양상으로 신호를 보낸다. 그것을 적신호라고 한다. 다음은 건강에 이상이 있음을 몸이 알려주는 대표적인 적신호다.

[건강의 적신호와 발병 의심 질환]

적신호	발병 의심 질환
냄새 독한 방귀가 잦음	장내 종양으로 대사작용 장애
땀이 많고 더위 못 참음	갑상선 기능 항진증으로 에너지 과잉생성
혈변이 계속됨	대장암과 같은 대장질환
손톱이 희거나 노란색	만성간염 또는 폐 질환
트림이 자주 나옴	위염 또는 위암
심장 박동 불규칙	심신장애(사물 판별이나 의사결정 능력이 불완전한 상태)
잇몸이 붉게 변하거나 부음	치은염 또는 치주염
요통을 동반한 복부 통증	위궤양, 위하수증, 장 유착, 췌장염 같은 내장질환
촉촉한 귀지가 계속 나옴	유방암
키가 작아짐	심장질환 또는 호흡기질환

[얼굴에 나타나는 건강의 적신호와 발병 의심 질환]

적신호	발병 의심 질환	치유에 좋은 음식
다크서클	간이나 위장 관련 질환	포도, 딸기, 상추
입술이 자주 틈	비장이나 위장 관련 질환	참외, 고구마, 꿀, 흑설탕차
기미 주근깨	간과 신장 등의 혈액순환 이상	알로에, 레몬, 녹차
창백한 얼굴	폐 관련 질환	뽕잎차, 율무, 살구
검푸른 얼굴	간 관련 질환	오가피차, 사과, 오이, 해초
붉은 얼굴	심장 관련 질환	녹차, 구기자차
거무스레한 얼굴	신장 계통 이상	감잎차, 산수유차, 녹두, 바나나
누렇게 뜬 얼굴	소화기관 관련 질환	모과차, 쑥차
볼에 난 뾰루지	위장 관련 질환	꿀차, 오렌지
입에 난 뾰루지	신장 또는 자궁 이상	딸기, 당근, 보리차, 결명자차
이마에 난 뾰루지	폐 관련 질환	우유
코 주변의 종기	간 관련 질환	채소, 과일(키위, 사과)

적신호를 청신호로 바꾸는 체인지 타임

몸이 보내는 건강의 적신호에는 일정한 패턴이 있다. 증상도 천차만별이며 이를 느끼는 감각도 사람마다 다르다. 그러므로 적신호를 놓치지 않고 즉각 감지하려면 내 몸의 주기적인 변화를 관찰하면서 내 몸과 끊임없이 대화하는 생활을 습관화해야 한다. 그러면 건강의 적신호를 전화위복으로 삼아 건강의 청신호로 바꿀 수 있다. 우리 몸의 건강도 시기만 놓치지 않는다면 위기가 곧 기회인 것이다.

우리 몸이 건강의 적신호를 보내는 뜻은 "건강은 건강할 때 지키라"는 것이다. 그러려면 평소 일상에서 건강에 특히 큰 영향을 미치는 음식에 대한 정보를 정확히 알고 지키는 게 중요하다. 술, 커피, 소금, 설탕 같은 식품은 우리의 일상과 늘 함께하는 사실상 필수 식품이지만, 유익과 유해가 동전의 양면처럼 하나로 되어 있어서 그 경계를 명확히 구분 짓기가 어렵다. 중요한 것은 과잉섭취하지 않는 데에 있다.

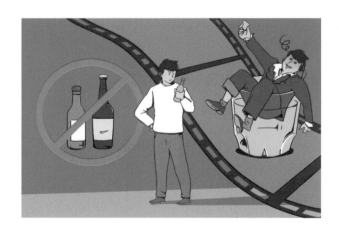

[일상에서 음식 섭취 관리 지침]

음 식	섭취 관리 지침
술	'적당한 음주'는 심장을 보호하고 당뇨에 걸릴 위험을 낮춘다는 연구가 있다. 그러나 유방암 환자라면 '적당한 음주'도 재발 위험이 있으므로 끊어야 한다. '적당한 음주'는 하루 한두 잔(소주 100㎖, 맥주 370cc, 와인 150㎖, 막걸리 250㎖)이다. 오늘 안 마신 용량은 내일로 이월되지 않는다.
커피	적당한(하루 2잔) 커피는 당뇨, 자궁내막암, 알츠하이머 등에 좋다는 연구가 있다. 커피와 차에는 뇌졸중 위험을 낮추는 항산화제 성분이 풍부하지만, 과잉섭취하면 편두통, 불면증, 심장 압박 등을 일으킬 수 있다.
소금	생명 유지에 필수 음식이지만 과잉섭취하면 고혈압 등 온갖 질환의 원인이 된다. 과잉섭취를 피하려면 가공식품을 덜 먹는 것이 가장 좋은 방법이다.
설탕	단것 자체는 조금 먹어도 나쁘지 않지만, 많은 음식에 함유된 설탕은 영양상 이익이 없다. 과잉섭취하면 당뇨나 비만에 걸리기 쉽다. 식품의 라벨에 탄수화물 함량 가운데 설탕의 양이 절반이 넘는다면 그 식품은 피하는 것이 좋다.

건강체인지의
법칙 •

암세포는 적신호, 원적외선은 청신호

[암세포의 생성-적신호]

수분 부족, 스트레스, 가공식품, 오염된 환경, 유전 등의 영향으로 혈액의 점도가 올라가고 혈전이 생성되면 혈액이 모세혈관을 통과하기 어렵게 된다. 그러면 산소와 영양소의 공급이 원활하지 못하게 되고 불완전연소로 노폐물이 쌓여 독소를 배출한다.

[원적외선의 작용-청신호]

파동 에너지가 공명공진을 일으켜 대사작용을 촉진한다. 혈전을 용해하여 혈액 흐름을 순조롭게 함으로써 산소와 영양소 공급이 활발해진다. 자연히 노폐물이 쌓이는 일 없이 잘 배출되어 장내에 독소를 내뿜지 않는다.

생체 내 물의 기능

우리 몸의 수분은 체중의 60~70%나 차지하므로 늘 일정량 이상의 수분을 섭취해야 한다. 우리 몸에서 날마다 평균 1.5~2.5L의 물이 땀, 대소변, 호흡 등으로 배출된다. 몸 안에 수분이 부족하면 세포에 노폐물이 쌓여서 에너지 대사가 느려진다. 그로 인해 피로와 무기력감이 가중 된다.

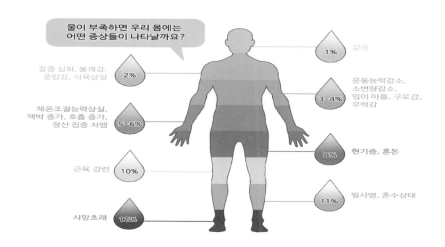

물이 부족하면 우리 몸에는 어떤 증상들이 나타날까요?

1% 갈증

2% 갈증 심화, 불쾌감, 졸음감, 식욕상실

3~4% 운동능력감소, 소변량감소, 입이 마름, 구토감, 무력감

5~6% 체온조절능력상실, 맥박 증가, 호흡 증가, 정신 집중 자앵

8% 현기증, 혼돈

10% 근육 경련

11% 일사병, 혼수상태

12% 사망초래

4장 원적외선 치유의 솔루션

생명체의 모든 활동은 물에서 비롯한다. 신경정보 전달, 효소와 호르몬의 생성과 분비, 물의 기능이 최적화했을 때 흡수와 배출, 조직의 기능 작용, 혈액순환이 순조롭게 이루어진다.

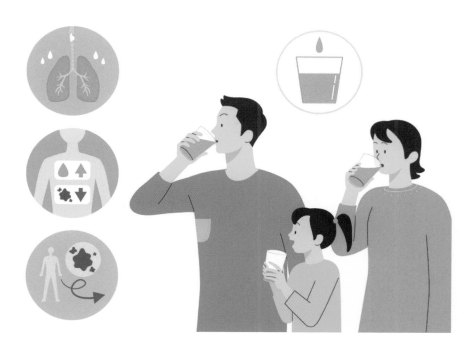

원적외선 치유법을 알게 되어 큰 기대 없이 의복을 착용해 보았습니다. 원적외선 스카프를 처음 해보고 속옷에 양말까지 신어보았지요. 얼마나 지났을까, 살다 보니 이런 일도 있구나 싶어 놀랐어요. 보름 만에 목디스크로 인한 불편 증상이 싹 가시고 오랫동안 약을 먹으면서도 고생해온 요도염은 불과 십여 일 만에 씻은 듯이 나았어요.

먼저 체험한 사람들의
놀라운 변화

피고름과 함께한 날들,
한 달 만에 완치 •

구인자 • 60대, 여, 냉방병 및 천식

◆ ◆ ◆

저는 허약 체질이기도 하지만 면역력이 약해서인지 더워지면 냉방병, 추워지면 천식을 달고 살았습니다. 그래서 그 무엇을 막론하고 몸에 좋다는 건 다 해보았습니다. 잘 본다는 종합병원은 물론 용하다는 한의원까지 안 가본 데가 없을 정도입니다. 하지만 그런 거 모두 일시적으로 건강이 좋아지는 것 같다가 결국은 별 소용이 없었습니다. 그 많은 방법 가운데 제 몸을 근본적으로 낫게 하는 방법은 하나도 없었지요. 그러다가 지인의 간곡한 권유가 있어 마지막으로 한번 해보기나 한다며 해본 방법이 제 몸을 살릴 줄 어찌 알았겠어요?

원적외선 체험으로 의복을 착용하고 얼마 안 되어 먼저 무릎을 통해 피고름이 싹 나오더니 검푸른 다리가 하얗게 씻긴 듯이 싹 나은 겁니다. 물론 천식도 싹 가시고요. 환절기 때도 아무 일 없이 지금껏 잘 지내고 있습니다. 발 시림, 손목냉증 같은 오래된 증상도 약손이 어루만진 듯한 느낌을 주더니 싹 나았어요.

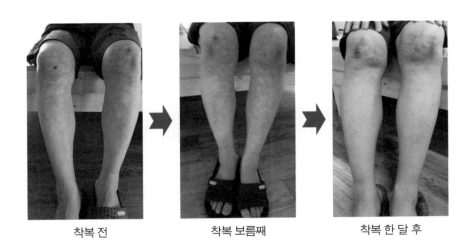

착복 전   착복 보름째   착복 한 달 후

5장   먼저 체험한 사람들의 놀라운 변화

근근이 버텨오다가
만난 행운 ·

신광민 · 66세, 남, 퇴행성 질환자

◆ ◆ ◆

저는 겉으론 멀쩡해 보여도 목디스크, 요도염, 허리협착증 같은 갖가지 퇴행성 질환을 앓는 종합병동이었습니다.

3년 전쯤에 목디스크 시술을 하고 나서 얼마간은 좀 낫지 싶더니 1년도 못 되어 더 나빠지더군요. 어깨에 납덩이를 올려놓은 듯하고, 등에서 오른쪽 가슴께까지 담에 걸린 듯 결리면서 목을 돌리는 것조차 힘들었습니다. 그래서 참다못해 목디스크를 잘 본다는 종합병원에 수술 예약까지 해놓았습니다.

그러던 중에 원적외선 치유법을 알게 되어 큰 기대 없이 의복을 착용해 보았습니다. 스카프와 함께 속옷에 양말까지 신어보았지요. 얼마나 지났을까, 살다 보니 이런 일도 있구나 싶어 놀랐어요. 보름 만에 목디스크로 인한 불편 증상이 싹 가시고 오랫동안 약을 먹으면서도 고생해온 요도염은 불과 십여 일 만에 씻은 듯이 나았어요.

허리협착증은 시술까지 한 이후 운동으로 다스리면서 근근이 버텨 온 참이었습니다. 손주 녀석 한 번만 안아주고 나도 서 있기가 힘들 정도로 심각한 상태였는데, 이것까지 싹 나아버린 겁니다.

이제야 좀 사람답게 살게 된 것 같아 감사한 마음뿐입니다.

만성피로요,
그거 옛날 말이에요

김말녀 • 60세, 여, 적혈구 수치 저하

◆ ◆ ◆

저는 수년 전부터 적혈구 수치가 저하되어 어지럼증, 만성피로에 호흡곤란까지 겪으면서 10년간 약을 복용했습니다. 그러다가 원적외선 제품을 소개받고 의복을 착용했지요. 그런데 일주일쯤 지났을까요. 몸에 벌건 반점이 퍼져있어서 깜짝 놀랐습니다. 그러자 몸속에 있던 독소가 배출되어 그러는 거라며 안심하라더군요. 아니나 다를까, 며칠 지니자 벌건 반점을 씻은 듯이 사라지고 없었어요. 한 달도 채 안되어 적혈구 수치까지 정상화되면서 몸이 좋아지고 있습니다.

드디어 탈모 콤플렉스에서
벗어났어요 •

우대인 • 70대, 남, 탈모 개선

◆ ◆ ◆

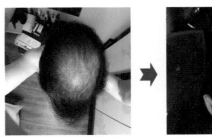

지난해부턴가 어
느 날 머리카락이
과하다 싶게 빠지
더니 정수리부터 허전한 거예요. 이러다 대머리 되는 거 아냐, 염려하
면서 온갖 처방을 다 써봤습니다. 그러나 어떤 방법도 소용없었어요.

그러던 중에 평소 가깝게 지내던 사촌 누나가 그러는 거예요. 원적
외선 모자 한번 써보라고요. 매형도 그 덕을 톡톡히 보았다며 적극적
으로 권유하는 겁니다. 그래서 누나 말대로 했죠. 그랬더니 아 글쎄 2
개월이 지나자 탈모가 멈추고 거짓말처럼 머리카락이 다시 나는 겁니
다. 지금은 뭐 거의 알랭 드롱이죠.

허리는 남자의
자존심이라는데···

남대천 · 74세, 남, 허리통증

♦ ♦ ♦

저는 허리가 휘어지는 병을 앓았습니다. 두 번이나 허리를 수술하고도 걷기가 불편해 지팡이에 의지해 살아야 했습니다. 먹고 살기 위해 아픈 허리를 지탱하느라 사 입은 보정속옷만 8벌이나 됩니다. 그리고 극심한 통증으로 인해 삶이 날마다 지옥이었습니다.

그러던 어느 날, 지인의 소개로 찾아와 만난 분이 나의 수호천사가 될 줄 누가 알았겠어요. 원적외선 의복을 착용한 첫날 밤부터 허리에 힘이 들어가 허리가 펴지는 신기한 경험을 했습니다. 10년도 더 묵은 류머티즘 관절염 때문에 극심한 통증과 함께 손가락이 휘어지고 손이 저려서 일주일에 두 번씩 병원에 주사를 맞으러 다녀야 했어요.

그런데 말이죠. 원적외선 의복을 착용한 이후 통증이 점차 가시기 시작하더니 손가락도 조금씩 펴지는 겁니다. 이후로 지금 4개월째 병원을 끊고 지내는데 좋아진 거예요. 주름까지 펴지면서 혈색도 살아났습니다. 이제 걸음걸이에 자신감이 생기니, 지금 순간순간이 얼마나 행복한지 모릅니다.

절망에 빠져 있을 때
찾아온 구원의 빛

함지박 • 55세, 여, 각종 성인병

◆ ◆ ◆

저는 장에 극심한 염증을 앓다가 장을 25cm나 절단해야 했습니다. 그 이후 갑상샘암을 앓은 데다가 갱년기 증세까지 겹쳐 온몸이 안 아픈 데가 없었습니다. 고혈압에 당뇨, 고지혈증까지 달고 살아야 했으니 말 다 했지요. 그러니 바깥 활동은 커녕 일상생활을 하기조차 힘들었어요.

그러던 중에 지인의 도움으로 원적외선 제품을 알게 되어 새로운 삶을 살게 되었습니다. 그전에 건강기능식품을 사 먹느라 쏟은 돈만 해도 이삼천만원은 될 겁니다. 그러고도 별 효과를 보지 못했어요. 그렇게 오랜 세월 헛된 돈을 잃고 절망에 빠져 있을 때 원적외선 제품을 소개받게 된 것이죠.

원적외선 의복 착용 후에 전기가 오는 것처럼 찌릿찌릿한 호전반응이 몸 곳곳에서 일어나더니 2주쯤 몸살 증상을 보이더군요. 물먹은 솜처럼 축 처져 있던 몸의 관절 통증, 장딴지 통증, 발바닥 통증, 발가락 통증과 함께 구석구석 막힌 혈관이 뚫리는 호전반응을 겪고 났더니 착용 3개월이 지나자 온몸이 날아갈 것처럼 가벼워졌습니다.

그렇게 건강해지자 세상이 다 달라 보이더군요. 너무 놀라워서 믿기지 않았어요. 그 얼마 전에 진단받은 이명 증세까지 싹 사라지니 정말이지 세상 살맛이 절로 났습니다. 더구나 이명은 불치병이나 마찬가지라던데 그렇게 간단히 좋아지다니 말이에요.

허약하다고 놀림당하다가
원적외선으로 건강해져

이필자 · 72세, 여, 대상포진

◆ ◆ ◆

선천적으로 위장과 폐가 허약한 몸으로 태어난 저는 40세가 넘어서부터는 건강이 종합적으로 나빠져 지금껏 건강식품에 의지해 살아왔습니다.

그러던 2023년 3월, 저는 갑작스러운 대상포진으로 안면 마비가 와서 병원 신세를 져야 했어요. 30여 년을 장복해온 그 많은 건강식품도 저를 건강하게 하지 못한 것입니다.

그래 10월 말경이었어요. 원적외선 제품을 알게 되어 우선 의복을 착용했습니다. 금세 위장이 좋아져 소화흡수력이 향상되자 몸의 기운이 새롭게 샘솟는 느낌이었어요. 당시에 허리협착증으로도 왼쪽 다리가 당기는 등 고통을 받고 있었습니다. 그래서 추가로 원적외선 이불을 사용했더니, 10일 만에 폐가 좋아져 기침도 잦아들고 몸도 따듯해져 숙면하게 되니 아침이면 몸이 날아갈 듯 가벼운 거예요. 온열 효과라더군요.

이후로 한시도 원적외선 의복을 벗은 적이 없어요. 이렇게 오랜만에 편안한데 의복을 벗으면 또 아플까 봐 불안한 겁니다. 오래 아파본 사람은 압니다. 얼마나 건강이 소중한지 말이에요. 다들 원적외선 제품으로 건강했으면 좋겠습니다.

광물은 우리 몸의 생리학적 기능을 유지하고 건강을 유지하는 데 중요한 역할을 합니다. 노벨의학상 수상자 알렉시스 카렐 박사는 "우리 생명의 근원은 토양" 이라고 했어요. 토양은 곧 광물이고, 우리는 광물에서 인체의 반도체라고 여겨지는 미네랄을 취합니다. 미네랄 원료를 융합한 특수공법으로 원사를 직조하여 미네랄 원단을 제작한 셀텀 기능성 미네랄 의류와 건강용품 등은 차별화, 전문화, 특성화된 유니크한 것으로 원적외선 분야의 First, Only, Best를 지향합니다.

6장

더 자세히
알고 싶어요!
Q&A

원적외선이 뭐길래
우리 몸의
건강에 좋나요?

◆ ◆ ◆

복사는 열원으로부터 전자기파를 통해 직접 물체에 열이 전달되는 현상입니다. 태양열이 지구로 전달되는 방식이 바로 복사죠. 전자파인 적외선은 복사 방식으로 열에너지를 전달하는데, 그 복사의 속도는 빛의 속도입니다. 또한 빛과 같은 모양으로 열원에서 직진하므로 반사판 사용으로 그 전달 방향을 바꿀 수도 있습니다. 이런 원리를 이용한 것이 원적외선 사우나입니다.

우리가 겨울날 창 너머로 일광욕을 즐길 수 있는 것도 다 적외선 덕분입니다. 농작물 온실재배도, 태양열온수기도 적외선이 있어서 가능한 것입니다. 적외선 중에서도 근적외선이 아니라 원적외선이 질병 예방에 특효를 보이는 것은 '공명공진 흡수' 때문이지요. 유기체의 경우 적외선 스펙트럼이 나타나는 파장 영역이 거의 모두 원적외선 범위의 3~10 μ이고, 근적외선 영역에서의 흡수는 거의 없습니다.

02

인체의 자율신경계란
무엇이고
어떤 역할을 하나요?

◆ ◆ ◆

우리 신체에서 전반적인 생명 활동을 조절하는 역할을 담당하는 기관이 자율신경입니다. 자율신경에는 교감신경과 부교감신경이 있는데, 이 둘은 상반된 역할로 신체 작용의 균형을 유지합니다. 자동차에 비유하면 교감신경이 엑셀이고 부교감신경은 브레이크라고 할 수 있습니다. 신체가 운동 활동을 할 때는 교감신경이 활성화되고 신체가 휴식을 취하거나 소화를 촉진할 때는 부교감신경이 활성화됩니다.

그런데 문제는 현대인은 하루 내내 상시로 스트레스를 받은 탓에 밤이 되어도 부교감신경이 제대로 기능하지 않는 경우가 더욱 늘어난다는 것입니다. 부교감신경의 작동 이상으로 자고 나도 피로가 풀리지 않아 만성피로의 원인이 됩니다.

자율신경이 정상으로 작동하면, 긴장·흥분과 연관된 교감신경은 낮에 활성화되어 신체를 활동 상태로 유지합니다. 반대로 휴식을 추구하는 부교감신경은 밤에 활성화되어 신체를 휴식 상태로 유지합니다. 혈관이 넓어져 혈류가 원활해지고 위장은 소화 활동을 시작하며, 세포 재생을 통해 노화를 예방합니다.

03

피로를 해소하는 데
왜 부교감신경의 건강이
중요한가요?

◆ ◆ ◆

우리 몸의 자율신경계에 속하는 부교감신경은 주로 휴식과 소화를 촉진하는 역할을 담당합니다. 우리 몸이 편안한 상태일(잠을 자거나 휴식을 취할) 때 활성화되어 심박 수를 늦추고, 소화를 촉진하며, 에너지를 절약하는 데 도움을 줍니다.

부교감신경의 활동은 스트레스 해소와 정서적 안정에 중요한 역할을 하며, 우리 몸의 균형과 조화를 유지하는 데 필수적입니다. 또 눈의 동공 수축, 침 분비 증가, 심장 박동수 감소와 같은 다양한 신체 반응을 조절합니다.

부교감신경에 장애가 생기면 노화 진행, 세포의 사멸, 변비, 과식에 따른 비만, 불면증 같은 건강의 적신호가 켜집니다. 그와 반대로 부교감신경이 원활하게 작동하면 쾌변, 세포의 재생, 숙면에 따른 피로 해소, 신진대사 촉진, 면역력 증진 같은 건강의 청신호가 켜집니다.

이처럼 부교감신경은 스트레스 관리와 이완, 소화 기능의 향상, 심장 건강 유지, 정서적 균형과 안정 등과 같은 신체 회복 기능을 수행하는 최고의 비타민으로 불립니다.

04
생체 전기란
무엇인가요?

◆ ◆ ◆

생체 전기는 생물체의 몸속에서 발생하는 미세한 전기를 일컫습니다. 모든 전기에너지는 전위와 전류를 띱니다. 생체 전기도 마찬가지인데, 생체 전기는 여러 생물학적 과정으로 생겨나는 미세한 에너지입니다.

생체 전기는 동물뿐 아니라 수생생물인 조류에서 대장균에 이르기까지 모든 생명체에 존재하는 것으로 밝혀졌습니다. 식물은 포식자가 나타나 방어가 필요하면 생체 전기를 이용해 몸 전체 곳곳에 경고 메시지를 보내고, 효모나 곰팡이 또는 버섯 같은 균류는 미세한 덩굴손으로 좋은 먹이를 감지하면 생체 전기 신호를 통해 서로 소통하며 정보를 공유합니다. 박테리아는 자신이 속한 군집을 항생제 내성으로 가진 군집으로 성장시킬지 하는 것을 결정할 때 생체 전기 신호를 이용합니다. 심지어 원생동물 같은 미세한 유기체도 생체 전기 신호를 통해 의사를 소통하는 것으로 알려졌습니다. 우리 인체는 생체 전기를 신경계에서 정보를 교류하는 데 쓰고, 인체의 장기도 전기자극을 통해 저마다 제 역할을 합니다.

05
생체 전기는
인체에서
어떤 역할을 하나요?

◆ ◆ ◆

뼈와 치아를 구성하는 세포를 비롯하여 신체 조직의 안팎을 덮은 상피세포, 혈액세포에서도 전기가 흐릅니다. 그러니까 각각의 세포는 미세한 전압을 발생시켜 세포 내부에서 그리고 세포 안팎 사이에서 서로 소통하게 하는 미니 발전소라는 것입니다. 과거 한때는 이런 비신경세포가 노폐물 처리나 에너지 같은 사소한 관리 작업을 위해서만 생체 전기 신호를 이용한다고 여겼습니다. 하지만 비신경세포가 자궁 내 태아의 팔다리나 코와 귀와 같은 신체 부위가 발달하는 과정에도 중요한 역할을 하는 등 훨씬 더 광범위한 일을 처리한다는 사실이 최신의 연구로 밝혀지고 있습니다. 게다가 생체 전기 신호 교란으로 발생할 수 있는 기형아 출산 문제 해결이나 암의 전이를 막을 방법 등도 연구되고 있습니다.

06

광물의학과 미네랄 섬유는 무엇이며, 어떤 효능이 있나요?

◆ ◆ ◆

광물은 우리 몸의 생리학적 기능을 유지하고 건강을 유지하는 데 중요한 역할을 합니다. 노벨의학상 수상자 알렉시스 카렐 박사는 "우리 생명의 근원은 토양"이라고 했어요. 토양은 곧 광물이고, 우리는 광물에서 인체의 반도체라고 여겨지는 미네랄을 취합니다. 비타민을 신봉하던 미국 사회에 경종을 울린 영양소가 바로 미네랄입니다. "미네랄이 부족하면 비타민도 쓸모가 없다"는 것이지요. 그런데 세계 인구의 3분의 1이 미네랄 결핍에 시달리고 있습니다. 이런 미네랄 결핍은 신체 발육 부진은 물론 지능지수까지 낮추고 있다는 실험 결과가 있습니다. 미네랄은 에너지를 전달하는 생명의 꼭짓점입니다. 이 미네랄을 활용하여 섬유를 조성하여 직조하고 제작한 제품이 결국 셀텀 제품의 라인업입니다.

07

원적외선이
인체에 미치는
영향은 무엇인가요?

◆ ◆ ◆

  지구의 모든 생물은 태양 에너지원으로 탄생하고 성장하는데, 인간도 예외는 아닙니다. 우리 인체의 피부 복사 파장(8~14μm)은 원적외선의 파장(7~14μm)과 거의 일치한다. 이런 덕분에 인간은 태양 에너지를 최대한으로 사용해 왔으며, 앞으로 그 사용 범위가 더욱 커질 것으로 보입니다. 이로써 인체는 대기로부터 복사된 원적외선 영역의 에너지를 반사하지 않고 거의 모두 흡수한다는 사실을 알 수 있습니다. 인체가 가장 기분 좋은 온도 감각의 원적외선 파장을 쬠으로써 혈액순환 및 신진대사 그리고 각종 호르몬 분비 촉진, 신경계 및 경락체계 그리고 물 분자의 활성화를 통해 질병의 예방과 치유에 효능이 뛰어나다는 것이 밝혀졌습니다.

08

원적외선은
어떤 원리로
질병 치유에 작용하나요?

◆ ◆ ◆

　피부를 통해 몸속 깊숙이 침투한 원적외선은 열을 전달할뿐더러 신
진대사를 촉진하여 몸에서 열이 발생하도록 합니다. 원적외선은 피하
30~50mm까지 파고들어 피부와 근육, 혈관, 신경을 비롯한 모든 세포
에 온열 효과를 미칩니다. 이런 온열작용은 각종 질병의 원인이 되는
유해성분을 없애는 데 큰 도움을 주고, 모세혈관을 확장해 혈액순환
과 세포 조직을 활성화합니다. 원적외선이 세포에 닿으면 세포를 구
성하는 수분과 단백질 분자를 1분에 2,000회 이상 미세하게 흔들어
굳어 있던 세포 조직을 활성화하지요. 이처럼 세포 조직에 투사된 원
적외선은 분자의 운동에너지를 증대하고 체온을 상승하며 혈관을 확
장하고 신진대사를 촉진합니다.

이런 온열작용은 노화 방지와 더불어 만성피로와 각종 성인병 예방에 효과적입니다. 또 근육통, 요통, 어깨결림, 관절통 등의 통증을 줄이고 조직을 부드럽게 해 손상된 조직의 치유를 돕지요. 그 밖에도 중금속 제거, 숙면, 탈취, 항균, 곰팡이 번식 방지, 제습, 공기정화, 생물의 생육 촉진, 에너지 절약 등에도 뛰어난 효과를 발휘합니다.

특히 원적외선을 이용한 건강 기능성 셀텀 의류는 다른 발열 기구를 이용했을 때에 비해 맥박이 덜 상승하기 때문에 임산부, 고혈압 및 심장병 환자, 몸이 허약한 사람도 안전하게 착복할 수 있습니다.

참고도서

세계 최초 임상 연구로 입증된 광물의학 / 김광호 / 모아북스

원적외선 치료의 실제 / 야마자키 도시코 / 한국원적외선응용연구소

온열요법, 내 몸을 살린다 / 정윤상 지음 / 모아북스

햇빛의 선물 / 안드레아스 모리츠저 / 정진근역 / 에디터

면역강화 온열요법 / 요시미즈 노부히로 / 자연과생명

세포분자면역학 / 세포분자면역학 교재연구회역 / 범문

에듀케이션통증혁명 / 존 사노저 / 이재석역 / 국일미디어

안녕, 통증 / 최명원저 / 아침사과

체온 1도의 기적 / 선재광 / 다온북스

우리 몸은 전기다 / 샐리 에이디 / 세종

기능의학을 알면 건강이 보인다 / 김덕수저 / 이림니키그림 / 한솔의학서적

138 인체 사용 설명서 / 뉴턴프레스저 / ㈜아이뉴턴

그 외 언론 및 인터넷 검색 자료, GSL교육 자료

memo

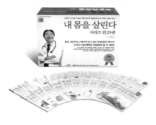

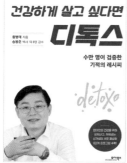

건강하게 살고 싶다면
디톡스
황병태 지음
240쪽 | 20,000원

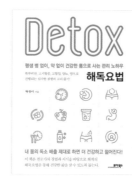

해독요법
박정이 지음
304쪽 | 30,000원

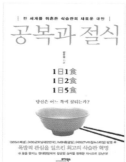

공복과 절식
양우원 지음
267쪽 | 14,000원

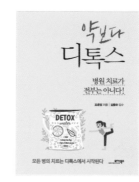

약보다 디톡스
조윤정 지음
136쪽 | 9,000원

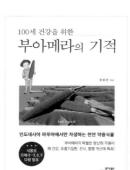

부아메라의 기적
송봉준 지음
144쪽 | 13,000원

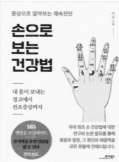

손으로 보는 건강법
이 욱 지음
216쪽 | 17,000원

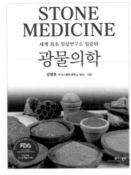

광물의학
김광호 지음
316쪽 | 25,000원

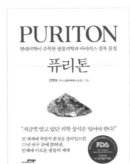

퓨리톤
김광호 지음
224쪽 | 22,000원

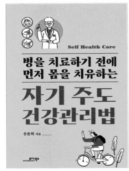

**자기 주도
건강관리법**
송춘희 지음
280쪽 | 16,000원

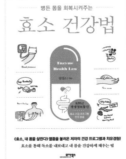

**효소 건강법
(개정판)**
임성은 지음
246쪽 | 15,000원

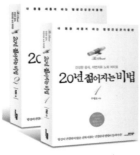

**20년 젊어지는
비법 1,2권**
우병호 지음
1권 | 380쪽
2권 | 392쪽
각 15,000원

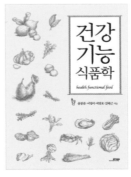

건강기능식품학
송봉준 외 3인 지음
404쪽 | 50,000원

당신이 생각한 마음까지도 담아 내겠습니다!!

책은 특별한 사람만이 쓰고 만들어 내는 것이 아닙니다.
원하는 책은 기획에서 원고 작성, 편집은 물론,
표지 디자인까지 전문가의 손길을 거쳐
완벽하게 만들어 드립니다.
마음 가득 책 한 권 만드는 일이 꿈이었다면
그 꿈에 과감히 도전하십시오!

업무에 필요한 성공적인 비즈니스뿐만 아니라 성공적인 사업을 하기 위한
자기계발, 동기부여, 자서전적인 책까지도 함께 기획하여 만들어 드립니다.
함께 길을 만들어 성공적인 삶을 한 걸음 앞당기십시오!

도서출판 모아북스에서는 책 만드는 일에 대한 고민을 해결해 드립니다!

모아북스에서 책을 만들면 아주 좋은 점이란?

1. 전국 서점과 인터넷 서점을 동시에 직거래하기 때문에 책이 출간되자마자 온라인,
오프라인 상에 책이 동시에 배포되며 수십 년 노하우를 지닌 전문적인 영업마케팅 담당
자에 의해 판매부수가 늘고 책이 판매되는 만큼의 저자에게 인세를 지급해 드립니다.

2. 책을 만드는 전문 출판사로 한 권의 책을 만들어도 부끄럽지 않게 최선을 다하며 전
국 서점에 베스트셀러, 스테디셀러로 꾸준히 자리하는 책이 많은 출판사로 널리 알려져
있으며, 분야별 전문적인 시스템을 갖추고 있기 때문에 원하는 시간에 원하는 책을 한 치
의 오차 없이 만들어 드립니다.

기업홍보용 도서, 개인회고록, 자서전, 정치에세이, 경제 · 경영 · 인문 · 건강도서

모아북스
MOABOOKS 문의 0505-627-9784

헬스케어의 재발견

초판 1쇄 인쇄	2025년 01월 02일	
2쇄 발행	2025년 01월 05일	

지은이 　김희태
발행인 　이용길
발행처 　모아북스
　　　　　MOABOOKS

총괄 　정윤상
디자인 　이룸
관리 　양성인
홍보 　김선아

출판등록번호 　제 10-1857호
등록일자 　1999. 11. 15
등록된 곳 　경기도 고양시 일산동구 호수로(백석동) 358-25 동문타워 2차 519호
대표 전화 　0505-627-9784
팩스 　031-902-5236
홈페이지 　www.moabooks.com
이메일 　moabooks@hanmail.net
ISBN 　979-11-5849-255-7　03510

모아북스는 독자 여러분의 다양한 원고를 기다리고 있습니다.
(보내실 곳 : moabooks@hanmail.net)